为健康生活加"油"

食用油营养与安全知识手册

U0241758

何东平　王兴国

刘玉兰　周丽凤　主编

中国轻工业出版社

图书在版编目（CIP）数据

为健康生活加"油"：食用油营养与安全知识手册 /
何东平等主编 . — 北京：中国轻工业出版社，2023.4
ISBN 978-7-5184-3082-6

Ⅰ . ① 为… Ⅱ . ① 何… Ⅲ . ① 食用油—食品营养—
问题解答 Ⅳ . ① R151.3-44

中国版本图书馆 CIP 数据核字（2020）第 131623 号

责任编辑：张 靓 责任终审：劳国强 整体设计：锋尚设计
文字编辑：刘逸飞 责任校对：晋 洁 责任监印：张 可

出版发行：中国轻工业出版社（北京东长安街6号，邮编：100740）
印 刷：北京博海升彩色印刷有限公司
经 销：各地新华书店
版 次：2023年4月第1版第1次印刷
开 本：710×1000 1/16 印张：6.25
字 数：120千字
书 号：ISBN 978-7-5184-3082-6 定价：32.00元
邮购电话：010-65241695
发行电话：010-85119835 传真：85113293
网 址：http://www.chlip.com.cn
Email：club@chlip.com.cn
如发现图书残缺请与我社邮购联系调换
200154K1X101ZBW

本书编写人员

高级顾问：王瑞元

主　　编：何东平　王兴国　刘玉兰　周丽凤

副 主 编：姚　专　谷克仁　王庆荣　伍翔飞　陈　刚　徐　斌　姜绍通
　　　　　闫子鹏　相　海　姜元荣　杜祖波　黄凤洪　刘元法　金青哲
　　　　　刘国琴　汪　勇

编　　委：（按姓氏笔画为序）
　　　　　于修烛　马传国　王庆荣　王兴国　王明星　王志荣　王　棣
　　　　　王瑞元　史永革　李子松　伍翔飞　刘元法　刘玉兰　刘立新
　　　　　刘连民　刘国琴　刘京伟　刘建军　刘　燕　闫子鹏　江汉忠
　　　　　祁　鲲　杜祖波　何东平　谷克仁　汪　勇　初跃峰　张甲亮
　　　　　张四红　张　丽　张　明　张理博　张跃进　张　慧　陈　刚
　　　　　陈昶宏　陈德炳　宋立礼　武益正　金青哲　周丽凤　郝克非
　　　　　相　海　姜元荣　姜绍通　姚　专　姚行权　罗会兵　秦卫国
　　　　　袁开金　徐学兵　徐　伟　徐　荣　徐　斌　高冠勇　黄凤洪
　　　　　曹万新　曹博睿　矫恒伟　潘　坤　薛雅琳

民以食为天，食以安为先。粮食和油脂是人类赖以生存的基本食物，与人民身体健康和社会经济发展有着密切的关系。粮食和油脂是为人体提供蛋白质、脂肪和碳水化合物三大营养素的重要食物。

人的生活离不开食物，而食物的烹调离不开柴米油盐，这其中，油脂作为厨房必需品，最早被认识和应用，千百年来，世代相传。油脂应用于精湛无比的烹饪技艺中，使食物及菜肴在色、香、味、形、口感上都有了极大地丰富，它不仅可以用来烹饪肉食、蔬菜，还可以用于制作油炸食品、糕饼、点心等。

油脂科学技术和油脂工业相互依存，油脂科技的发展推动了油脂工业的发展，油脂工业的发展促进了油脂科学的进步。油脂工业是我国粮油工业的重要组成部分，它是农业生产的后续产业，又是食品工业、饲料工业、轻工业和化学工业的重要基础产业，肩负着满足人民健康生活的物质需求和为社会提供多种必不可少的工业原料的双重任务，在我国国民经济中具有十分重要的地位和作用。

油脂是人类膳食最重要的成分之一。随着对油脂营养和理化性质认识的不断深入，油脂作为人类膳食原料和工业原料的重要程度愈加凸显。与此同时，随着人们健康意识的增强，更多的医学、营养学专家与油脂科学家一起对油脂在人体内的功能进行了大量研究，促进了油脂营养学和油脂安全的发展。

食用油与我们的生活息息相关，优质的食用油应具备安全和营养两大特点，随着人们生活水平的提高和健康意识的增强，公众对食用油的安全营养有着更高的期待。

如何满足百姓日益增长的美好生活需求，让百姓吃得安全，吃得营养，吃得健康，吃得快乐，涉及诸多方面。本书针对百姓关心的食用油安全与营养方面的知识和社会关心的热点问题（如地沟油、转基因油料、反式脂肪酸、黄曲霉毒素等），以及食用油的概念、生产加工、消费、营养、安全、管理等基本知识进行了科学分析和讲解。本书图文并茂，文字通俗易懂，采用一问一答的形式，让读者更易了解和认知食用油。

　　本书的作者长期从事油脂工程技术研究，他们在总结实践经验和广泛收集资料的基础上，精心编写了这部科普读物。相信本书的出版将有助于食用油科学知识的普及，为提高公众的食品安全与营养意识、促进百姓身体健康做出贡献。

中国粮油学会首席专家

中国粮油学会油脂分会名誉会长

王瑞元

前　言

十多年前，"地沟油"事件在全国引起广泛关注，为了让百姓不谈"油"色变，我们编写出版了《食用油小百科》这本书。

为进一步加强油脂科普知识宣传，由中国粮油学会油脂分会组织专家编写了这部《为健康生活加"油"：食用油营养与安全知识手册》。目的是讲清楚如何"吃好油、用好油、管好油"，让广大的消费者了解油脂、懂得怎样选购、使用和储存油脂以及如何辨别地沟油等基本常识。

开门七件事，柴米油盐酱醋茶。油脂是人们一日三餐不可缺少的食品，是人类赖以生存和发展的基本食物之一。了解油脂的一般科学知识，对于正确地选用油脂及其制品，确保消费安全，有着重要意义。

本书由中国粮油学会油脂分会组织编写，何东平、王兴国、刘玉兰、周丽凤担任主编。全书由河南工业大学谷克仁教授、江南大学金青哲教授和华南理工大学刘国琴教授审订，由何东平、周丽凤负责统稿。

感谢武汉轻工大学油脂及植物蛋白科技创新团队郑竟成、胡传荣、张四红、罗质老师；雷芬芬、高盼、钟武、殷娇娇、陈东、洪坤强、周力博士；魏学鼎、周张涛、赵康宇、杨歆萌、黄小雪、董家合、刘辉、马开创、袁桥娜、邹曼、刘春晓、曾仕林、董志文、贺瑶、陈雅琪、陈科名、韩瑞、曹健、孔凡、李建成、杨晨和黄宏飞等研究生为本书做出的贡献。

感谢丰益（上海）生物技术研发中心有限公司徐学兵、姜元荣、王勇和郑超；益海嘉里金龙鱼粮油食品股份有限公司潘坤和王格平等同志为本书的修改提出的宝贵意见和建议。

在本书编写的过程中，得到了中国粮油学会张桂凤理事长、王莉蓉秘书长的大力支持。

感谢中国粮油学会首席专家、中国粮油学会油脂分会名誉会长王瑞元教授级高级工程师为本书作序。

本书为中国油脂博物馆配套的宣传讲解材料。

由于编著者水平有限，时间仓促，书中不妥或疏漏错误之处恐难避免，敬请读者不吝指教。

读者可登录中国油脂科技（http://www.oils.net.cn）查询更多相关内容或反馈意见。

中国粮油学会油脂分会

目 录

二 油脂营养篇

三 科学用油篇

四　油脂选购篇

五 油脂储存篇

六 油脂安全篇

（二）油脂基础篇

2022年我国八大油料作物的总产量为7132.5万吨，较2021年的6634.9万吨总产量增加497.6万吨。其中大豆产量为2028.5万吨、花生果产量为1790万吨、油菜籽产量为1553万吨、棉籽产量为1075.8万吨、葵花籽产量为201万吨、油茶籽产量为410万吨、芝麻产量为46.9万吨、亚麻籽产量为27.3万吨。2022年我国利用国产油料（扣除大豆、花生、芝麻、葵花籽四种油料部分直接食用外）榨油的油料量为4155万吨，榨得的食用植物油（含玉米油、稻米油及其他小宗油脂）为1350.3万吨。2022年我国进口各类油料合计为9610.9万吨，其中进口大豆9108.1万吨、进口油菜籽196.1万吨，其他油料合计进口306.7万吨，我国进口各类食用植物油合计为801.7万吨。2022年，我国国内食用油的消费量为3425.0万吨，工业及其他消费为333.0万吨，出口量为14.7万吨，合计年度需求总量为3772.7万吨。2022年我国人均食用油的消费量为26.6千克，2022年全球人均食用油的消费量为25.6千克。

① 什么是食用油脂？

食用油脂是人们每天膳食中不可缺少的重要组成部分，是供给人体热量的三大营养素之一，并且是提供人体所需的必需脂肪酸、脂溶性维生素及磷脂的重要来源，食物的煎、炒、烹、炸都离不开油脂。

② 食用油如何分类？

我们日常生活中接触到的食用油脂很多，在通常室温环境下，呈现液态的称作油、呈固态的称作脂。按照原料来源，食用油可分为植物油脂、动物油脂和微生物油脂三大类。

植物油	草本植物油	大豆油、花生油、菜籽油、棉籽油、芝麻油、葵花籽油、玉米油、稻米油、亚麻籽油和红花籽油等
	木本植物油	棕榈油、油茶籽油、核桃油、橄榄油、牡丹籽油和椰子油等
动物油	陆地动物油	猪油、牛油、羊油、鸡油和鸭油等
	海洋动物油	沙丁鱼油、金枪鱼油、鳀鱼油和食用巴沙鱼油等
微生物油脂		有二十二碳六烯酸（DHA）油、花生四烯酸（ARA）油、γ-亚麻酸（GLA）油和藻油等。

③ 常见的食用油脂主要有哪些?

（1）大豆油

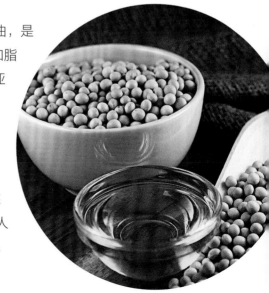

大豆油亦称豆油，是由大豆制取的油，是世界上产量最大的食用油。大豆油中饱和脂肪酸约占10%，其余主要是以油酸、亚油酸和亚麻酸为主的不饱和脂肪酸，其中亚油酸含量高达50%～59%，油酸18%～28%，α-亚麻酸5%～11%。大豆油含有0.5%左右的β-谷甾醇、豆甾醇等植物甾醇，维生素A和维生素E等。精炼大豆油呈淡黄色或黄色，是我国多数地区人们所喜爱的、性价比很高的一种食用油脂。

（2）菜籽油

菜籽油亦称菜油，是由油菜籽制取的油。菜籽油是主要食用植物油脂之一。根据芥酸含量不同，可以分为高芥酸菜籽油和低芥酸菜籽油。高芥酸菜籽油又名传统菜籽油，芥酸含量一般在3%～60%，是我国川渝地区、长江流域主要的食用油之一。我国菜籽油国家标准规定低芥酸菜籽油为芥酸含量在3%以下的食用菜籽油。菜籽油因风味浓郁，深受川渝、云南等地消费者的喜爱。毛菜籽油呈深黄略带绿，辛辣刺激味较重。经过精炼后，菜籽油澄清透明，颜色浅黄无异味，广泛应用于烹饪、色拉调味和人造奶油产品。

（3）芝麻油

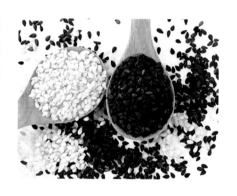

芝麻油亦称香油、麻油，是由芝麻籽制取的油。芝麻油是我国最古老的油脂品种之一，产量居世界之首。芝麻油具有特殊香味，是我国人民最喜爱的调味油，营养价值和商品价值均较高。芝麻种子中含有50%～58%的脂肪，其中约含有油酸40%、亚油酸46%、棕榈酸9%、花生酸、二十二碳酸、二十四碳酸，还含有维生素E、卵磷脂和芝麻素等。芝麻油中不饱和脂肪酸含量高，但非常稳定，主要原因是含有维生素E和芝麻素等抗氧化物质，故其氧化稳定性好。用水代法制取的小磨香麻油有浓郁的香味，更具特色。

（4）花生油

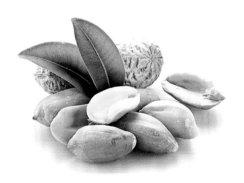

花生油是由花生仁制取的油，具有浓厚的特殊香味。花生油的脂肪酸组成比较独特，除80%左右为油酸和亚油酸外，还有6%～7%的长链饱和脂肪酸，因此花生油在夏季为透明液体，在低温12℃左右就会出现发朦、析出现象，温度更低时则呈固体或半固体。花生种子中含油40%～60%，含有卵磷脂、胆碱及维生素E等20余种成分。浓香花生油是以纯花生仁为原料，经蒸炒、压榨等工艺加工制成的食用油，油色澄清透明，具有花生特有的浓郁香味。高油酸花生油是由含高油酸花生制取的油，其油酸含量≥73%。

（5）玉米油

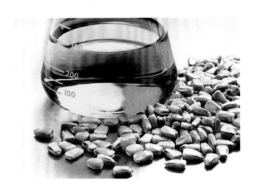

玉米油亦称玉米胚芽油、玉米脐油，是由玉米胚制取的油。玉米胚芽主要是玉米发酵生产酒精过程中产生的玉米胚，玉米胚芽（干基）中含油量为34%～57%，玉米油中油酸及亚油酸含量高（85%），且富含植物甾醇、维生素E及其他活性物质。玉米中的营养成分，尤其是各种维生素和矿物质等大多集中在玉米的胚芽中。玉米胚芽油是一种营养很丰富的食用油脂。

（6）葵花籽油

葵花籽油亦称向日葵油，是由葵花仁制取的油脂。葵花籽油是为数不多的含高亚油酸的油脂之一。油酸、亚油酸等不饱和脂肪酸的含量高达87%左右，且富含维生素E。浓香葵花籽油具有浓郁的葵花仁油的香味，精炼脱蜡后澄清透明，油色浅黄，具有清淡的滋味。广泛用于烹饪、焙烤、煎炸、色拉调味及人造奶油。

（7）稻米油

稻米油亦称米糠油，是由稻米加工过程中产生的副产物——米糠及米胚芽制取的油。毛稻米油色泽深、酸价高，含有大量糠蜡，必须脱除，经过精炼的稻米油，具有较高的稳定性和营养价值。稻米油是一种营养丰富的植物油脂，它所含的脂肪酸比例较均衡，亚油酸含量为（29%~42%），其余为油酸（40%~50%）、棕榈酸（12%~18%）、硬脂酸（1%~3%）等，而且含有较多的维生素E及谷维素、植物甾醇等营养物质。谷维素在稻米油中的含量是所有油种中最高的，毛稻米油中谷维素含量高达2%~3%。谷维素可被开发为神经营养药物，且具有降低胆固醇、血脂等作用。稻米油与玉米油、芝麻油一样，是世界卫生组织推荐的三大健康油种之一。

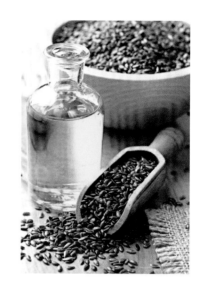

（8）油茶籽油

　　油茶籽油亦称山茶油，是由油茶籽制取的油，属不干性油，色清味香。油茶籽油中油酸和亚油酸的含量高达90%，对防止血管硬化和高血压都很有好处，在我国大多用于食用，现已受到广大消费者的青睐。

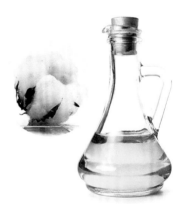

（9）棉籽油

　　棉籽油亦称棉油，是由棉籽制取的油脂。棉籽油中饱和脂肪酸含量较高，凝固点较高，在较低温度下即有沉淀析出。颜色较其他油深，精炼棉籽油色泽淡黄、无毒、无异味，广泛应用于烹饪、人造奶油、起酥油，也可用于制造肥皂、甘油、硬化油、脂肪酸等。

（10）核桃油

　　核桃油是由核桃仁制取的油。核桃又名胡桃，胡桃科属植物，是一种驰名世界的干果，我国核桃产量位列世界第一。核桃油中的不饱和脂肪酸含量高达90%，除了富含亚油酸外，α-亚麻酸的含量也较高。此外核桃油中还含有丰富的维生素E。

（11）亚麻籽油

亚麻籽油亦称亚麻油和胡麻油，是由亚麻籽制取的油脂。亚麻籽是一年生草本植物亚麻所结的棕色种子，其含油量因品种和生长条件的不同而有较大差异，一般在40%左右。亚麻籽油中不饱和脂肪酸的含量高达90%，其中多半为α-亚麻酸，这种脂肪酸是维系人类大脑和神经系统健康的重要物质，它具有增强智力、提高记忆力、保证视力、调节血压、改善睡眠、预防心肌梗死、脑栓塞和促进胰岛素分泌等功能。可用作保健油及制造熟油、油漆、油毡、油布和肥皂产品等。

（12）橄榄油

橄榄油是由橄榄果肉制取的油。橄榄油脂肪酸组成单一，与我国的油茶籽油非常接近，主要脂肪酸为油酸，含量达55%~83%。橄榄油中还含有多酚、维生素D、维生素E、胡萝卜素以及角鲨烯等营养成分，加之是鲜果冷榨的植物油，所以能保持其固有的营养成分和理化特征，营养价值高。

（13）红花籽油

红花籽油是由红花籽制取的油。脂肪酸组成约为：棕榈酸7%，硬脂酸2%，油酸11%，亚油酸55%~81%，α-亚麻酸2%。红花籽油呈淡黄至金黄色，具有轻微果仁味，是富含亚油酸的油脂，其营养价值较高。

（14）小麦胚芽油

小麦胚芽油是由小麦胚制取的油。为淡黄色液体，脂肪酸组成约为：油酸21%~28%，亚油酸50%以上。小麦胚芽油中生育酚含量高达0.20%~0.55%，居各种油脂之首；植物甾醇含量也较高，为1.3%~1.7%；还含有抗疲劳物质二十八烷醇。小麦胚芽油具有抗衰老、促进人体新陈代谢的作用。

（15）椰子油

椰子油是由椰子干制取的油。常温下呈半固体，饱和脂肪酸含量达90%，其中最主要的是月桂酸，达45%～50%；其次是肉豆蔻酸和棕榈酸。椰子油是良好的食用油及制造人造奶油和香皂的上等原料。

（16）棕榈油

棕榈油亦称棕油、棕榈果油，是由油棕的果肉（即果核外层的果肉）制取的油。油中含饱和脂肪酸为40%～50%，其中棕榈酸占39%～48%，油酸36%～44%，亚油酸9%～12%，在常温下呈半固体，氧化稳定性好。经分提后，不同用途的棕榈油呈固态或液态。其固体脂肪可制人造奶油、起酥油、代可可脂；液体油可作凉拌油、烹饪油和煎炸油产品等。

（17）棕榈仁油

棕榈仁油又称棕仁油，取自棕榈果的仁。棕榈仁油中含大量的低级脂肪酸，所以它的性状与棕榈油很不相同，却与椰子油很相似。新鲜棕榈仁油呈乳白色或微黄色，有如固体的稠度，具有令人喜爱的核桃香味。棕榈仁油在储藏时较易氧化分解，其味变得辛辣。棕榈仁油是一种常见的佐料，由于成本低廉，它在日益增加的食品商业工业用途广泛。它的高氧化稳定性及不含胆固醇和反式脂肪酸性质在提炼产品（饱和度）煎炸使用时特别受欢迎，有利于身体健康。

（18）沙棘籽油

沙棘籽油是由沙棘籽制取的油。野生灌木——沙棘，又名醋柳、酸刺、黑刺等，广泛生长在我国华北、东北地区。沙棘籽含油18%，沙棘籽油的脂肪酸组成约为：饱和脂肪酸11.6%、亚油酸36%、亚麻酸27.6%、油酸32.1%。经常食用取自沙棘种子的沙棘油，它所含有的α-生育酚在人体内可以防止不饱和脂肪酸的氧化；抑制人体对胆固醇的吸收，使血清胆固醇浓度降低。沙棘果油是以沙棘果为原料经过榨汁、高速离心分离、板框压滤等工艺制得的棕红色澄清透明的油状液体，具有沙棘果实特有的芳香气味。

（19）葡萄籽油

葡萄籽油是由葡萄籽制取的油脂，为淡黄至黄绿色。脂肪酸组成约为：软脂酸6%，硬脂酸2%，油酸15%，亚油酸76%。脂肪酸组成因品种而异，但绝大多数品种亚油酸含量达70%以上，可作为保健油脂。

（20）花椒籽油

花椒籽油是由花椒籽制取的油。脂肪酸组成约为：油酸31%，亚油酸24%，亚麻酸21%，饱和脂肪酸16%，棕榈烯酸8%。富含人体不能合成的必需脂肪酸，是一种食用价值较高的植物油。

（21）南瓜籽油

南瓜籽油亦称白瓜子油，是由南瓜籽制取的油脂。成分包括己酸、辛烯酸、棕榈油酸、棕榈酸、十七酸、硬脂酸、花生酸、二十二碳酸等。南瓜籽油富含多种微量元素、维生素A、维生素D、维生素K（叶绿醌）及植物甾醇等。南瓜籽油毛油呈玫瑰红色，精炼油呈淡黄色，可作为保健油脂。

（22）猪油

在动物性油脂中，猪油是产量最大的一种。它油感强，起酥性能好，风味独特，但容易变质产生哈喇味，加之猪油含有胆固醇，所以人们有些敬而远之。基于猪油的结晶特性，猪油是天然起酥油，其外观好，表面不凹陷，结晶细腻，起酥性在所有动、植物油脂中最好。这种油经急冷、包装后，可广泛用于家庭和食品行业，也可与其他动、植物油混合，制作人造奶油。

（23）牛油

牛油脂肪构成中饱和脂肪酸和不饱和脂肪酸分别占53%和43%。牛油中的胆固醇较高，每500克含胆固醇445毫克。牛油的异味目前尚难完全去掉，但在提炼牛油时加入调味品，可减少异味，利用牛油可烹调一些特殊风味食品。

（24）鱼油

鱼油是鱼体内的全部油类物质的统称，包括体油、肝油和脑油。鱼油是鱼粉加工的副产品，是鱼及其废弃物经蒸、压榨和分离而得到的。鱼油的主要成分是甘油三酯、类脂、脂溶性维生素，以及蛋白质降解物等。

（25）微生物油脂

微生物油脂亦称单细胞油脂。很多微生物如细菌、霉菌、酵母和微藻类等在一定条件下，在自身组织内产生油脂，其脂肪酸组成主要是多不饱和脂肪酸。开发微生物油脂既可以充分利用便宜碳源，又可以通过特有菌种生产出高食用价值或工业价值的微生物油脂。如：花生四烯酸（ARA）、二十二碳六烯酸（DHA）和 γ -亚麻酸（GLA）等。

④ 什么是动物油脂？

常见的动物油脂包括乳脂、猪油、牛羊油和鱼油，其中乳脂是从动物乳中提炼的脂肪，猪油、牛油和鱼油是分别从对应动物的组织脂肪中提炼制得的。乳脂具有天然的奶香味，深受人们喜爱，但由于其资源有限，价格比较昂贵。猪油和牛油这两种动物油脂具有特殊的香味和质地特性，其应用范围较广，如中式的烘焙点心、馅料，餐饮用油、火锅底料等。与植物油相比，动物油脂的饱和脂肪酸含量高，同时含有较高的胆固醇。

⑤ 食用油的主要组分是什么？

油脂是一大类天然有机化合物，主要由一系列脂肪酸的甘油酯组成，定义为脂肪酸甘油三酯的混合物。天然油脂中的主要成分为"甘油三酯"，即中性油脂，占总量的95%以上。其余还含有：水分、杂质、游离脂肪酸、甘油一酯、甘油二酯、甾醇、色素、蜡、磷脂和维生素等。油脂精炼后，去除了水分、杂质和色素等，得到了更加纯净的食用油，提高了油脂食用和储藏的稳定性与安全性，保留了食用油的营养成分。

（1）甘油三酯（又称甘油三脂肪酸酯、三酰甘油酯、甘三酯）

甘油三酯是由一个甘油分子和三个脂肪酸分子组成的酯类有机化合物。甘油三酯分子中只含有一种类型脂肪酸的，称之为单脂肪酸甘油三酯，含有两种或三种类型脂肪酸的，称为混合脂肪酸甘油三酯。天然油脂是混合脂肪酸甘油三酯的混合物。

（2）脂肪酸

脂肪酸是组成甘油三酯的主要成分，被定义为天然油脂加水分解生成的脂肪族羧酸化合物的总称，属于脂肪族的一元羧酸。天然油脂中含有800种以上脂肪酸，已经得到鉴别的有500多种。天然脂肪酸绝大部分为偶数直链的，极少数为奇数碳链和具有支链的。脂肪酸根据其碳链长度的不同可分为短链脂肪酸（碳链上的碳原子数小于6）、中链脂肪酸（碳链上碳原子数为6～12）、长链脂肪酸（碳链上碳原子数大于12）。天然油脂中以C_{16}、C_{18}脂肪酸为最多。

（3）饱和脂肪酸、单不饱和脂肪酸、多不饱和脂肪酸

脂肪酸根据碳链上是否含有双键及双键数量分为3类，即：饱和脂肪酸（Saturated fatty acids，SFA），碳链上没有不饱和双键；单不饱和脂肪酸（Monounsaturated fatty acids，MUFA），碳链上有一个不饱和双键；多不饱和脂肪酸（Polyunsaturated fatty acids，PUFA），碳链上有两个或两个以上不饱和双键。

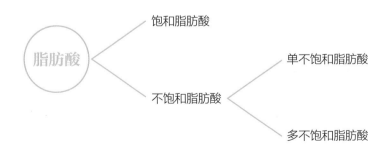

棕榈酸又称软脂酸（$C_{16:0}$），它和硬脂酸（$C_{18:0}$），是已知分布最广的两种

饱和脂肪酸，存在于所有的动植物油脂中。单不饱和脂肪酸即一烯酸在食用油中分布最广的就是油酸，几乎存在于所有的动植物油脂中，在橄榄油、油茶籽油中的含量可达80%左右，在高油酸花生油、高油酸葵花籽油中的含量可以达到70%以上。在天然油脂中最常见的多不饱和脂肪酸中的二烯酸是亚油酸，它普遍存在于植物油中，大豆油、玉米油、葵花籽油、红花籽油富含亚油酸，含量一般为40%～60%，最高可达70%以上；多不饱和脂肪酸中的三烯酸是α-亚麻酸，它在苏籽油、亚麻籽油中的含量为45%～65%，在菜籽油、大豆油、小麦胚芽油中含量约10%，在花生油、棉籽油、红花籽油中的含量低于5%，在动物油脂中的含量通常低于1%。具有4～6个双键的多烯酸在植物油中很少有存在，主要存在于海洋动物油脂中，常见的有二十碳四烯酸（俗称花生四烯酸）、二十碳五烯酸（常以英文缩写EPA表示）和二十二碳六烯酸（常以英文缩写DHA表示）。

食用油中的亚麻酸、二十碳五烯酸（EPA）、二十二碳六烯酸（DHA）属于ω-3族脂肪酸，亚油酸属于ω-6族脂肪酸。

饱和脂肪酸多存在于动物脂肪及乳脂中，这些食物也富含胆固醇，因此进食较多的饱和脂肪酸也必然进食较多的胆固醇。饱和脂肪酸摄入量过多是导致血胆固醇、甘油三酯、低密度脂蛋白胆固醇升高的主要原因，继发引起动脉管腔狭窄，形成动脉粥样硬化，增加患冠心病的风险。

不饱和脂肪酸主要包括单不饱和脂肪酸和多不饱和脂肪酸，它们分别都对人体健康有很大益处。人体所需的必需脂肪酸，就是多不饱和脂肪酸，可以合成二十二碳六烯酸（DHA）、二十碳五烯酸（EPA）、花生四烯酸（ARA），它们在体内具有降血脂、改善血液循环、抑制血小板凝集、阻抑动脉粥样硬化斑块和血栓形成等功效，对心脑血管病有良好的防治效果等。DHA亦可提高儿童的学习技能，增强记忆。单不饱和脂肪酸可以降低血胆固醇、甘油三酯和低密度脂蛋白胆固醇（LDL-C）。虽然不饱和脂肪酸益处很多，但易产生脂质过氧化反应，因而产生自由基和活性氧等物质，对细胞和组织可造成一定的损伤。

（4）必需脂肪酸

必需脂肪酸是指对维持机体功能不可缺少、但机体不能合成、必须由食物提供的脂肪酸，包括亚油酸、α-亚麻酸，均为多不饱和脂肪酸（PUFA）。

（5）游离脂肪酸

油脂在适当条件（温度、压力和催化剂）下可以水解生成甘油和游离脂肪酸。因油脂水解后会产生大量的游离脂肪酸，使油脂带酸性，故常用酸价表示油脂中游离脂肪酸的含量。酸价的定义为中和1克油脂中所含游离脂肪酸所需氢氧化钾（KOH）的毫克数（毫克KOH/克油）。

⑥ 什么是起酥油？

起酥油因能使面制食品起酥、松脆而得名。它是用精炼的多种油脂混合后，经急冷、充氮、捏合制成的可塑性油脂或（不经急冷）充氮、捏合加工而成的油脂制品。用这种油脂加工饼干等食品时，可使制品酥脆。起酥油的品种规格甚多，起酥油具有鲜明的乳白色或淡黄色奶油状组织和良好的气味，主要成分是脂肪。

起酥油的分类方法较多，比如可以根据原料油脂种类、产品的用途、产品的状态、塑性等进行分类。例如最常见的固态起酥油是按照油脂的状态分类的，通常呈白色或乳白色，组织细腻，具有良好的气味。这类起酥油具有可塑性、起酥性、酪化性、乳化分散性、吸水性和稳定性等特性，广泛应用于食品工业，如煎炸、糖果和烘焙食品等产品。

⑦ 什么是人造奶油？

人造奶油也称人造黄油，是人工制造的奶油。奶油已有4000多年历史，而人造奶油只有100多年的历史。人造奶油在国外被称为麦加林，是从希腊语"珍珠"一词转化而来的，这是根据人造奶油在制作过程中，流动的油脂放出珍珠般的光泽而命名的。由于配方和制作过程的差异，各国对人造奶油的定义和标准不尽相同。人造奶油生产过程包括原辅料配比混合、乳化、急冷捏合、包装、熟化五个阶段。

人造奶油是天然黄油的替代品，最初是为了解决天然黄油供应不足而开发的。通常人造奶油具有较好的塑性，风味多样，便于操作，其应用非常广泛。人造奶油分家庭用人造奶油和食品工业用人造奶油两大类。餐饮涂抹油脂类人造奶油主要是就餐时直接涂抹在面包上食用，也可以用于烹调，市场上多以小包装销售。这类产品形式随着发展不断丰富，如硬型餐用、软型、流动型等。近几年消费者越来越关注产品的营养特性，因此开发了如低能量、低胆固醇的人造奶油。食品工业使用的人造奶油主要应用于烘焙食品的加工，如饼干、蛋糕、面包等。根据不同用途分为通用型、专用型（包括面包用、起层用和油酥点心用等人造奶油）等。

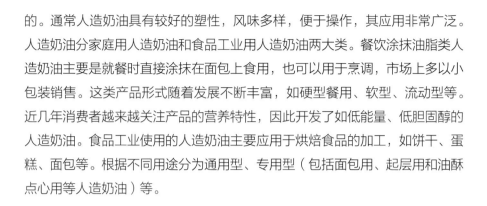 8 什么是中链甘油三酯（MCT）？

中链甘油三酯（MCT）是由中链脂肪酸和甘油结合形成的甘油三酯，中链脂肪酸一般是指含6～12个碳原子的脂肪酸，常见的有辛酸（八碳酸）、癸酸（十碳酸）等。中链甘油三酯在自然界中主要存在于椰子油、棕榈油、母乳等食品中。中链甘油三酯在人体内的消化吸收过程不同于长链甘油三酯，它可以快速供能，在小肠黏膜上皮细胞中不需要再重新酯化，可直接吸收，经门静脉进入肝脏代谢。在临床上常应用于脂肪消化、吸收、转运和代谢异常的疾病。此外，中链甘油三酯还广泛应用于食品、化工、化妆品等领域，如用作减肥食品、运动演绎食品、食品乳化剂等。

9 什么是1，3-二油酸-2-棕榈酸甘油三酯（OPO）？

1，3-二油酸-2-棕榈酸甘油三酯（OPO）是一种结构脂，天然存在于母乳中。其中O代表油酸，位于sn-1、sn-3位；P代表棕榈酸，位于sn-2位。一般植物油中的棕榈酸主要位于sn-1和sn-3位上，它们被脂肪酶水解后大多形成游离的棕榈酸。游离的棕榈酸有一特性，在小肠的酸性环境下容易和钙、镁等矿物质发生皂化反应，形成不溶性的皂化盐，进而被排出体外，这就大大降低了人体对脂肪的吸收利用效率。

　　而1，3-二油酸-2-棕榈酸甘油三酯中棕榈酸在*sn*-2位。经胰脂酶消化后，会形成*sn*-2棕榈酸酯，不容易形成钙皂，可有效被肠道吸收，进而转化成婴儿所需要的能量与营养。这可有效减少婴儿粪钙流失，降低能量损失，提高婴幼儿体内脂肪酸及钙等营养物质在肠道内的吸收。现在，1，3-二油酸-2-棕榈酸甘油三酯已被开发出来，添加到婴幼儿配方奶粉中。

⑩ 什么是调和油？

　　调和油是将两种及两种以上的食用油脂按比例调配制成的食用油，可作熘、炒、煎、炸或凉拌用油。调和油一般选用精炼大豆油、菜籽油、花生油、玉米油、葵花籽油、棕榈油等为主要原料，还可调配芝麻油、稻米油、油茶籽油、红花籽油、小麦胚芽油等油脂。市场的调和油包括有助于脂肪酸均衡的脂肪酸型调和油，也有花生、芝麻等风味型调和油。调和油已成为消费者喜爱的油品之一。

⑪ 人为什么要吃油？

　　油脂是人类膳食的重要组成部分，从人体生理及营养的需要角度看，油脂的作用主要有以下几点。

（1）提供能量

　　膳食脂肪是向人体供应能量的主要来源之一，每克脂肪在体内彻底氧化可提供大约39.62千焦的热量，是同样质量碳水化合物和蛋白质的两倍。脂肪每天向人体提供的热量可占热量总摄入量的20%～50%。

（2）构成机体组织，作为机体的保护成分

　　脂类约占人正常体重的10%～14%。体脂中的一类构成组织脂，是多种组织和细胞的组成成分，如细胞膜是由磷脂、糖脂和固醇组成的类脂层。另一类构成储脂，主要分布在皮下组织、腹腔大网膜、肠系膜、肾脏及肌间结缔组

织等处。对机体来讲，存在适量并分布在恰当部位的体脂是必不可少的，它起到支撑和保护器官、减缓冲击与震动、调节体温、保持水分等作用。

（3）提供必需脂肪酸，调节生理功能

（4）促进脂溶性维生素的吸收

脂溶性维生素A、维生素D、维生素E、维生素K在调节生理代谢方面具有重要意义，它们与脂肪相溶，食用油脂作为脂溶性维生素的载体和保护剂，有助于其在人体内的消化和吸收。当饮食中缺少脂肪时，体内的脂溶性维生素也会缺乏。

此外，食用油还能使炒的菜具有香味，提高食欲，同时使喉部润滑，方便进食。

⑫ 什么是油脂的代谢？

油脂的代谢是食用油脂经过消化、吸收及分配于各组织被利用的过程。

油脂经口腔和胃进入十二指肠后，被胰脏分泌的胰脂酶和胆汁提供的胆盐分解以供吸收。甘油三酯的消化产物有甘油一酯、甘油与脂肪酸。不溶于水的长链脂肪酸与胆固醇等与甘油一酯、磷脂、胆盐作用形成微脂粒，以扩散的方式进入小肠细胞。

短链脂肪酸和中链脂肪酸，被小肠黏膜细胞吸收后，直接进入血液氧化供能。

而长链脂肪酸在小肠细胞内被吸收后重新酯化成为甘油三酯与磷脂、载脂蛋白、胆固醇等一同组合成乳糜微粒，再经淋巴系统进入血液。在毛细血管中，甘油三酯会再次经过脂酶分解产生脂肪酸，供组织与肝脏利用。

产生的脂肪酸要么被氧化供能，要么被再次合成脂肪储存于细胞中。

⑬ 油脂的碘价表示什么？

不饱和脂肪酸可通过加碘转化成饱和脂肪酸。碘价是指100克油脂所能加成碘的克数，碘价越高，代表油脂所含的不饱和脂肪酸就越多。所以根据碘价的高低，可以评价油脂的不饱和程度，即不饱和脂肪酸含量的多少。

⑭ 什么是油脂的烟点？

烟点是精制食用油的重要指标，它是指油脂受热时肉眼能看见样品的热分解物成连续挥发的最低温度。烟点的产生主要是由于油脂中存在一些相对低沸点的物质而引发的，如游离脂肪酸、甘油一酯、不皂化物等，在加热过程中，游离脂肪酸等比甘油三酯易挥发。一般情况下，由短碳链或不饱和度大的脂肪酸组成的油脂比高碳链的饱和脂肪酸组成的油脂的烟点低得多。未精制的油脂和因使用而发生水解、氧化的油脂的烟点远低于高级精制油。

在烹调过程中，如果温度太高（超过烟点）或反复油炸（回锅油），油脂就会氧化变质而危害人体健康。因此，烹调用油不管是油炸或煎炒，当有薄烟刚起时，即应降低加热温度，才不会使油的温度过热，油脂裂解变质，产生过多的油烟而造成对身体的伤害。需要注意的是，反复使用的油脂会使烟点下降。

⑮ 什么是食用油精准适度加工？

食用油精准适度加工是基于对油料与油脂中常量成分与微量成分的组成、分布、迁移规律和量效关系的系统研究和科学认识，在满足食品安全要求的前提下，兼顾食用油产品油营养、口感、外观、出品率和成本而实施的先进合理加工过程。

油脂由主要成分甘油三酯和少量脂肪伴随物组成。脂肪伴随物与人体健康的关系十分密切，不同油品中脂肪伴随物的种类和含量差别可能很大，由此决定了各种油脂具有不同的营养价值和健康功能。适量摄入营养全面的油脂，才

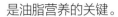

是油脂营养的关键。

在实际加工中，高度精制油的过度加工现象愈演愈烈，在去掉油中一些杂质的同时，也去掉了多种微量营养素和有益的植物化合物，并且生成了新的危害因子。因此，没有必要追求"又精又纯"的、营养成分单一的高度精制油，食用有益成分高保留而危害因子最少的优质食用油产品才最有利于健康。

⑯ 什么是转基因技术？

转基因技术就是通过生物技术，将某个优良基因从生物中分离出来，植入另一种生物体内，使后者获得新的性状，并能把这种性状遗传下去的技术就是转基因技术。例如，科学家把微生物体内的抗虫基因转移到普通棉花中，使棉花获得了抗虫性。

⑰ 只有转基因产品才进行了基因转移吗？

事实上杂交育种就进行了大量基因转移。基因转移现象在自然界中广泛存在，既有物种内的，也有物种间的。如植物的异花授粉是物种内的基因转移，而农杆菌通过浸染植物伤口，将自己的基因插入到植物基因中就是物种间的基因转移。

⑱ 哪些油料有转基因品种？

转基因油料目前主要有大豆、菜籽、棉花。大豆是重要的油料作物和高蛋白粮饲兼用作物，含有丰富的蛋白质、脂肪和多种人体有益的生理活性物质，是蛋白质、油脂及保健活性物质的重要来源，又是食品、饲料等多种加工工业的优质原料。油菜是重要的油料作物。油菜种子含油量占其干重的35%～45%，含有丰富的脂肪酸和维生素。棉花是纺织工业、精细化工的重要原料，也是重要的战略物资。棉籽可用作油料，也可作为高蛋白粮饲的添加成分。

我国根据国际相关组织和世界多数国家的普遍做法，针对转基因生物安全管理特点，按照农业转基因生物研究、试验、生产、加工、经营和进口、出口等工作的需要，在与国内相关法规充分衔接的基础上，国务院颁布了《农业转基因生物安全管理条例》，并于2001年5月23日施行，规定对农业转基因生物安全管理实行安全评价制度、生产许可制度、经营许可制度、产品标识制度和进口审批制度。农业部于2002年1月5日，以第8、9、10号令发布了《农业转基因生物安全评价管理办法》《农业转基因生物进口安全管理办法》和《农业转基因生物标识管理办法》三个配套规章；2004年国家质检总局发布了《进出境转基因产品检验检疫管理办法》。目前，我国已基本建成了转基因生物安全法规、技术规程和管理体系，积累了很多管理经验，为转基因育种的持续发展提供了切实保障。

⑲ 怎样看待转基因大豆？

只要是批准上市的转基因（作物）食品，其安全性就一定是可以保证的。我国农业农村部批准发放了转基因大豆进口安全证书，国家市场监督管理总局发文，要求食品生产企业必须将原料中所含的转基因成分明确标示在产品外包装上，让消费者在享有足够知情权的情况下自主选择。

⑳ 转基因油料生产的油脂能称为转基因油脂吗？

转基因油料中的转基因片段最终是以蛋白结构形式呈现，以转基因油料生产出来的油脂不含有蛋白质，所以，生产出来的油脂不能称为转基因油脂。另外，其中油脂也没有发生任何变化，也就没有转基因油脂这种叫法。

㉑ 什么是"双低"菜籽油？

菜籽油的营养丰富，但它含有的芥酸却可能对身体造成伤害。另外，菜籽油在加工过程中，还会产生一种叫硫苷的物质，遇到湿热环境，硫苷会被水解产生有毒的化合物，这些物质摄入多了，会损伤肝和胃。因此，在选购时，应尽量选择芥酸含量和硫苷含量更低的"双低"菜籽油。

GB/T《11762—2006油菜籽》中定义为：双低油菜籽油中芥酸含量不大于3.0%，粕（饼）中硫苷的含量不大于35.0微摩尔/克的油菜籽。

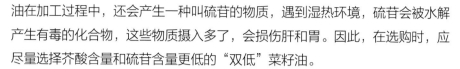

什么是压榨法制油？

压榨法制油是用机械外力从油料中挤油，这是用物理方法制成的油，不会有化学溶剂残留，比较好地保存了油料中的营养和香味，但因为出油率低，价格会高一些。

什么是浸出法制油？

浸出法制油是一种应用固液萃取原理的制油方法，通过选用某种能够溶解油脂的有机溶剂如正己烷，经过对油料的接触（浸泡或喷淋），使油料中的油脂被萃取出来的一种制取植物油脂的方法。其基本过程如下。

①把油料破坏或预榨饼浸于选定的溶剂中，使油脂溶解在溶剂内形成混合油，然后将混合油与固体残渣和粕粉分离。

②混合油再按照不同的沸点进行蒸发、汽提，使溶剂汽化与油脂分离，从而获得浸出毛油。

③溶剂蒸气再经过冷却和冷凝进行回收后循环使用。粕中也会含有一定数量的溶剂，经过脱溶烘干处理后即可以得到干粕，脱溶烘干过程中挥发的溶剂蒸气经过冷凝和冷却后回收使用。

浸出油很难避免化学溶剂残留，且营养有所损失，香味也比较淡。但用浸出法制油的出油率比用压榨法高，浸出油的价格也相对便宜。不过，只要是符合国家食品安全标准的浸出油，其中的化学溶剂残留不会对人体的健康产生危害，可以放心食用。

㉔ 什么是毛油？

用压榨或浸出、酶法等工艺制取得到的、未经精炼的油脂称为毛油（包括机榨毛油和浸出毛油）。毛油中含有较多的杂质和非油物质，如料坯粉末、纤维、蛋白质、游离脂肪酸、磷脂、色素、烃类、蜡及其他有害物质等。一般毛油的色泽深而浑浊。新颁发的食用油国家标准中明确规定"毛油"不能直接食用，只能作为生产成品油的原料油。

㉕ 为什么对毛油要进行精炼？

毛油中甘油三酯以外的其他成分都称之为油脂的杂质。杂质主要包括：水分、泥沙、饼粕粉末、纤维、游离脂肪酸、色素、棉酚、含硫化合物、蜡、胶质及金属离子等有害物质。通过脱胶、脱酸、脱水、脱色、脱臭和脱蜡等精炼工序，将上述有害物质去除，使油脂产品达到国家相关标准。

㉖ 什么是低温压榨油和热榨油？

我们日常生活中食用的植物油大多是热榨油，即在榨油前先将油料经过清选、破碎后进行高温蒸炒处理，使油料内部发生一系列变化，达到破坏油料细胞、促使蛋白质变性、降低油脂黏度等目的，以适于压榨取油和提高出油率。但是经高温处理后的油料榨出的毛油颜色深、酸价高，因此毛油必须精炼后才能食用。同时高温榨油使油料中的生物活性物质（维生素E、甾醇、类胡萝卜素等）在压榨过程中流失较大，造成营养素损失。随着人民生活水平的不断提高，在食用油方面人们越来越青睐低温压榨油。低温压榨油是在油料压榨前不经加热，在低温或适温调质后的状态下，送入榨油机压榨。榨出的油杂质少、温度低、酸价也低，只需经过沉淀和过滤即可得到成品油。

㉗ 风味油脂的香味是怎么产生的?

风味油脂的独特香味是由一系列具有挥发性的风味物质(如吡嗪、呋喃、醛酮等化学物质)所产生的。据检测,一款上等的风味食用油,其中有几百甚至上千种风味成分。

这些风味物质的产生源于油脂独特的加工工艺。以花生油为例,其风味主要是通过加热使原料中的还原糖与少量蛋白质、氨基酸发生的美拉德反应以及油脂的氧化和热降解反应而生成。也可通过生物技术(发酵技术、酶技术等)处理使得原料中的风味前体物质生成得更多,从而形成更加浓郁的风味。虽然风味油脂的加工工艺各不相同,但是其产香机理均是基于上述化学反应。

油脂的主要生理功能是储存和供应能量，其在代谢中可以提供的能量比糖类和蛋白质约高一倍。1克油脂在体内完全氧化时，大约可以产生37.6千焦的热量。食品油脂是油和脂肪的统称。从化学成分上来讲油脂都是高级脂肪酸与甘油形成的酯。其中，油是高级不饱和脂肪酸甘油酯，脂肪是高级饱和脂肪酸甘油酯，都是高级脂肪酸甘油酯，食品油脂是一种有机物。

① 如何保证膳食中油脂的平衡？

要保证人体健康，膳食脂肪的控制和合理使用至关重要。在考虑膳食脂肪的合理需求量时，应综合考虑"质"和"量"两方面，注重各种营养成分之间的平衡。

①一般人每日总脂肪的摄入量不超过总能量的30%。中国营养学会做了非常细致的研究，分别为不同年龄的人群提供了建议：0～6个月婴儿每日的脂肪摄入量应占总能量的45%～50%；2～6岁为30%～35%；6岁后与成人一致，均为25%～30%。

②保证必需脂肪酸的摄入量。

③世界卫生组织和联合国粮食及农业组织建议：成人膳食摄入油脂中，饱和脂肪酸、单不饱和脂肪酸与多不饱和脂肪酸三者的比值应为1：1：1，饱和脂肪酸摄入量不宜超过总能量的10%。

④推荐ω-6不饱和脂肪酸与ω-3不饱和脂肪酸的比值为（4～6）：1。

② 油吃多了对健康不利，那是不是吃的越少越好？

油吃得多了，人会发胖，会出现各种健康问题，患高血压、高血脂、动脉硬化等慢性疾病的概率也会明显增加。那大家会问了，是不是油吃的越少越好？答案是否定的，油脂摄入不足同样对健康不利。食用油是我们获取必需脂肪酸的重要途径。我们需要必需脂肪酸来促进细胞的活力，合成前列腺素、修复皮肤损害，帮助我们维持正常的脂质代谢，若缺少脂肪酸，胆固醇将无法正常运转、代谢，只能堆积在血管里，造成高胆固醇症。

而且，除了脂肪酸，食用油中还含维生素E、植物固醇等多种营养物质。人不吃油或吃油过少都可能会导致营养不良，所以，我们一定要做到适量。

③ 食用单品种油好还是调和油好？

油脂的主要成分是甘油三酯，甘油三酯由甘油和脂肪酸组成。自然界中存在的油脂种类繁多，其脂肪酸组成和微量活性物质各不相同。例如大豆油的亚油酸含量高，油酸含量低；葵花籽油和玉米油的亚油酸含量高，油酸也较丰富，但亚麻酸含量较低，如果长期吃单一植物油，容易出现脂肪酸不均衡。经过科学调配的食用调和油，尤其是倡导脂肪酸均衡的调和油，更符合人体对营养健康的需求。对于选择各种单品油的，建议消费者也根据各种单品油脂在营养健康方面的优劣势，轮换着选用，以补充不同的营养物质。从健康的角度来说，无论是单品油还是调和油，只要保证饱和脂肪酸、单不饱和脂肪酸、多不饱和脂肪酸摄入均衡就可以。

④ 色素对油脂品质有什么影响？

大部分油脂呈黄、蓝绿色、红色或琥珀色，其颜色主要是由其中的叶绿素和类胡萝卜素所致。精炼过程可除去油脂中的大部分色素物质，精炼后色泽浅的油脂烟点较高，对于色拉油、起酥油等应用性能也比较好。油脂中的色素具有双重性，叶绿素存在时，会使油脂呈蓝绿色，是油脂氧化的促进剂，当叶绿素含量大于2毫克/毫升时，在荧光作用下会加速亚油酸的氧化。然而在适当的条件下，植物油中的叶绿素有相反的抗氧化作用。类胡萝卜素是天然的油脂稳定剂，可有效防止自动氧化和光氧化。类胡萝卜素还是维生素A的前体，类胡萝卜素含量的高低是决定油脂品质和营养价值的重要因素之一。当温度超过150℃时，类胡萝卜素则降解为无色。

人们在食用植物油方面的认识误区有哪些?

** 误区一：橄榄油最贵，其营养价值也最高。**

橄榄油是从橄榄果果肉中得到的食用植物油。对新鲜采摘、品质优良的橄榄果进行第一次压榨，得到的油脂酸价<0.8，具有良好的橄榄油风味。没有缺陷的高品质的特级初榨橄榄油，它不仅油酸含量高，多酚类物质及角鲨烯等营养物质含量也高，确实是一种不可多得的优质食用植物油。但是，并不是因为其价格最贵而具有最高的营养价值，不同的食用油有不同的营养特点。

** 误区二：精炼程度越深的油质量越好。**

油脂精炼可去除毛油中的有害物质及对成品油使用带来不便的成分（胶质、游离脂肪酸、色素和臭味物质等），使油脂具有更好风味、气味、滋味和外观；更适合保存、使用或者进一步深加工。但在油脂精炼过程也会损失部分维生素E、植物甾醇等营养物质，所以我们在精炼过程中要做好工艺控制，做到"适度精炼"，以确保在去除有害物质的同时尽可能多地保留营养物质。

✖ 误区三：永远告别动物油。

其实告别动物油是不可能的（肉、蛋、奶、鱼中都含有动物油脂，且在食品行业也有广泛应用，如烘焙食品）。总体而言，植物油的营养价值要高于动物油，日常饮食中要以植物油为主，但也不是要完全禁食动物油。科学研究证明，必须保持饱和脂肪酸和不饱和脂肪酸的适宜比例，才能使人体健康，延年益寿。也就是说，当日常膳食中动物性食品比例较少或者不吃时，膳食中的饱和脂肪酸就会不足，不利于人体健康，所以搭配适量的动物油是很好的选择。

误区四：标有不含胆固醇字样的油才是好油。

动物油脂中胆固醇的含量通常比较高，且在精炼过程中，目前还无法将胆固醇从油脂中去除。而植物油中本身就不含胆固醇，植物油不论标不标含不含胆固醇，事实上都是"0（不含）胆固醇"。

⑥ 没有精炼的植物油更营养吗？

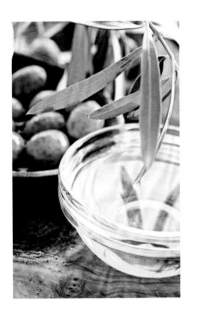

油脂精炼过程能去除毛油中的有害物质[如苯并（a）芘、黄曲霉毒素、残留的溶剂等]及对成品油使用带来不便的成分（胶质、游离脂肪酸、色素、臭味物质等），当然也会损失一部分营养物质。如果油料质量好，只经压榨和过滤等物理加工，能够达到标准，也是未尝不可的，例如特级初榨橄榄油。事实上有些人为了所谓的营养去买那些颜色深、气味重的植物油往往是不安全的，这种油中的有害物质如黄曲霉素、过氧化物等是否去除和达标是无保障的，尤其是散装油，建议谨慎选购，相对而言，正规的精炼油安全风险较低。

⑦ 什么是高油酸花生油？

高油酸花生油源自高油酸花生，高油酸花生油与普通花生油相比，亚油酸含量大为降低，油酸含量显著增加。油酸中只有一个不饱和键，比含有两个不饱和键的亚油酸稳定得多，因此，高油酸花生油的稳定性和抗氧化性能均好于普通花生油。

⑧ 浓香花生油是如何加工出来的?

浓香花生油是采用独特的产香工艺制成的具有浓郁香味的花生油。它保持了花生油的天然成分和香味,是一种现代工艺与传统工艺相结合生产出的纯天然油品。

浓香花生油的生产,首先要求对原料(花生米)进行严格精选,包括酸价、黄曲霉毒素等指标。其次,生产工艺也不同于一般花生油,一般花生油在精炼过程中允许进行水化、碱炼、干燥、脱臭等物理和化学处理,而浓香花生油在精炼过程中无需经过上述化学处理而是采用独特的低温脱磷留香工艺,不使用任何添加剂,既可分离磷脂胶体,同时又可减少香味损失。这就使浓香花生油具有独特的浓郁香味。

⑨ 什么是特种油脂?

我国的油料作物品种繁多,油料资源十分丰富。油菜籽、大豆、花生、芝麻、葵花籽和棉籽是我国的大宗油料作物。在我国还有许多木本油料和小宗油料资源,播种面积和产量不如大宗油料作物那么多,行业俗称特种油料。用特种油料生产的油脂为特种油脂,特种油脂中含有丰富的不饱和脂肪酸,尤其是亚油酸和亚麻酸含量高,此外,还富含多种微量元素和生物活性物质。

我国特种油脂的品种有:油茶籽油、茶叶籽油、亚麻籽油、红花籽油、葡萄籽油、紫苏油、月见草油、核桃油、杏仁油、南瓜籽油、苍耳籽油、沙棘籽油、松籽油和番茄籽油等;还有稻米油、玉米油和小麦胚芽油等谷物油脂。由于上述油脂具备特有的功能,所以有着良好的开发前景。

特种油料的加工方法与油菜籽、大豆、花生等油料的加工一样,都要先经过毛油制取,再经脱胶、脱酸、脱色、脱臭等精炼工序方可食用。现在油茶籽油、稻米油、红花籽油和玉米油等,在全国各大中城市,特别是沿海地区已普遍销售,颇受消费者的青睐。

⑩ 玉米油具有哪些营养价值？

市场上常见的玉米油和玉米胚芽油实际上是一回事。在玉米油的脂肪酸组成中，不饱和脂肪酸的含量高达90%左右，其中亚油酸含量比大豆油还高，可以有效降低人体内的胆固醇，降低心血管疾病的患病率。此外，玉米油富含维生素E，可以促进身体的新陈代谢，使体内细胞免受自由基的伤害，经常食用可以延缓细胞衰老。

精制的玉米油淡黄透明，用玉米油炒菜、制作食品，可以保持蔬菜和食品的色泽、香味，又不使其失去营养价值。在国外都把玉米油作为上等食用油脂，由于它的不饱和脂肪酸含量高，气味清淡，容易消化吸收，所以国外常用它制作人造奶油、凉拌油和调味油。

但是，玉米油中亚麻酸的含量较低，常吃玉米油的人应该搭配亚麻籽油等交替着吃。

植物甾醇在肠道内可与胆固醇形成竞争性吸收，从而减少人体对胆固醇的吸收，降低心脏病和其他慢性心血管疾病的发病风险，是一种天然的心血管保护物质，俗称"胆固醇天然克星"。植物甾醇已被美国食品与药物监督管理局认可为降低血脂、预防动脉硬化的天然保健食品新原料。植物油类和谷物是人体摄取植物甾醇的主要途径，其中玉米油中植物甾醇的含量较高。

⑪ 亚麻籽油具有哪些营养价值？

亚麻籽是一年生草本植物亚麻所结的棕色种子，其含油量因品种和生长条件的不同而有较大差异，一般在40%左右。我国亚麻籽以甘肃、内蒙古、新疆、山西、河北、宁夏等地产量为多，约占全国产量的90%。用亚麻籽制取的油脂叫亚麻籽油，亚麻籽油中不饱和脂肪酸的含量高达90%，其中50%为α-亚麻酸，是人体必需脂肪酸。α-亚麻酸在体内代谢历程的终端将形成二十碳五烯酸（EPA）和二十二碳六烯酸（DHA）——它们都是被公认的具有保健功能的物质，对维持成人的血脂健康，促进儿童大脑视觉发育很有帮助。此外，亚麻籽油含有丰富的维生素E，具有延缓衰老和抗氧化的功效。为改善我国人民的营养结构，加大对亚麻籽油的开发利用势在必行。

⑫ 核桃油具有哪些营养价值？

核桃具有养胃、补血、润肺、益肾和补脑等功效。这是因为核桃油中的不饱和脂肪酸含量高达90%，除了富含亚油酸外，亚麻酸的含量也较高。亚油酸具有降低胆固醇和抗动脉粥样硬化的作用，而亚麻酸具有增强智力、提高记忆力的功效。此外，核桃油中还含有具有保健功能的维生素E、微量元素等。

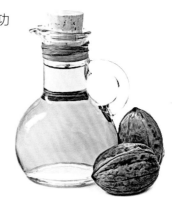

⑬ 红花籽油具有哪些营养价值？

红花是传统的药用植物，对调节人的血脉、活血化淤有特殊功效。我国古代名医李时珍所著《本草纲目》中早有记载："红花出自西域，味甘无毒，其籽功能与花同，能行男子血脉，通女子经水，多则行血，少则养血。"红花籽含油25%～31%。用红花籽制取的红花籽油保留了红花植物的传统功效，长期食用可以活血、降压、软化血管、抑制血栓、改善心脏血液循环，有益身体健康。

红花籽油中亚油酸含量是迄今为止植物油中含量最高的，其中亚油酸含量可达55%～81%。亚油酸（ω-6）是人体必需脂肪酸，也是维持生命的重要物质。亚油酸能在体内转化成γ-亚麻酸、DH-γ-亚麻酸（二十碳三烯酸）和花生四烯酸，然后合成前列腺素，其中前列腺素PG-Ⅱ是抗血栓、治疗周围血管疾病、预防心肌梗死的有效成分。亚油酸还能与胆固醇发生酯化反应，起到降低体内血清、肝脏以及血液胆固醇的作用，防止动脉粥样硬化和动脉血栓的形成，而动脉血栓常是造成急性心肌梗死发作死亡的主要诱因。但近年的研究也表明，人体亚油酸的摄入量在总能量中所占的比例超过15%，其降低总胆固醇的效果会下降，也易产生脂质过氧化物而导致衰老，因此也不是摄入得越多越好，要注意不同脂肪酸的摄入均衡。

⑭ 如何认识油茶籽油？

油茶籽油属半干性油，色清味香。油茶树生长在山峦重叠、生态环境极好、没有污染的亚热带南岭湿润气候区，整个生长过程无需化肥、农药等辅助手段。油茶籽油中油酸和亚油酸的含量高达90%，且含茶多酚、角鲨烯等活性成分，对防止血管硬化和高血压都很有益处，在我国大多用于食用，现已受到广大消费者的青睐。

⑮ 如何认识橄榄油？

油橄榄生长需要适宜的土壤、气温、日照、空气湿度及降水量等气候条件，橄榄油是从橄榄果果肉中得到的食用植物油。对新鲜采摘、品质优良的橄榄果进行第一次压榨，得到油脂酸价<0.8的高品质特级初榨橄榄油。橄榄油油酸含量高，还富含多种油脂伴随物，如橄榄多酚、角鲨烯、维生素E、甾醇等，可以软化血管，对心脑血管疾病能起到一定的防治作用，还可以降低糖尿病病人的血糖指数，预防癌症和老年失忆症等。欧洲消费者喜爱橄榄油特殊的青果风味。

几乎所有商家都会把"初榨"当成橄榄油的一大卖点。初榨橄榄油，是用冷榨的方法从新鲜的橄榄果中榨出来的，没有经过任何化学处理。而精炼橄榄油则是用已经被榨过一次油的橄榄的果渣通过浸出法制取的，难免会有少量的化学溶剂残留。无论是从营养成分，还是口感、香味的角度看，初榨的都比精炼的要好些。当然，初榨的橄榄油制作成本更高，价格更贵。

⑯ 天然维生素E是从哪里提取的？

天然维生素E通常是从大豆油等植物油精炼过程中产生的脱臭馏出物中提取的。维生素E是人体必需的维生素之一，它广泛存在于绿色植物种子的胚芽中，尤其在大豆中含量很高。目前，天然维生素E提取物为外观棕红色或透明淡黄色的油状液体，具有一种温和的、特殊的气味和味道。维生素E沸点高（200℃），对热很稳定，其本身无热量。

⑰ 天然维生素E有何用途?

天然维生素E可广泛应用于医药、食品、化妆品等领域。

在医药方面，它对动脉硬化、冠心病、习惯性流产、妇女不育症、内分泌机能衰退、肝病等都有良好的疗效，并可降低胃癌和食管癌的发病风险。维生素E对老年性疾病有多种防治效果：对泌尿系疾病、痔疮与冻疮、心血管病、贫血症、胃肠道疾病、肝胆疾病、神经肌肉疾病及风湿病、肺部疾病等均有辅助疗效。维生素E还可以改善视力，对糖尿病性视网膜病、眼外伤等有一定疗效。

在食品方面，它不仅营养丰富，并且抗氧化性强，可保持食品的新鲜风味，适用于生产各种功能保健强化食品，特别是用作婴幼儿食品的抗氧化剂、营养强化剂等。

在化妆品方面，天然维生素E易被皮肤吸收，能促进皮肤的新陈代谢，防止色素沉淀，改善皮肤弹性，具有美容、护肤、防衰老的特殊功能。

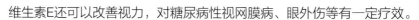

⑱ 植物油在中医临床上有哪些作用?

植物油不仅是人们生活中不可缺少的食用油脂，而且在中医临床上也有一定的药用价值。例如，菜籽油具有润肠通便、散风消肿、清热醒脾等作用；花生油具有补脾润肺、润肠杀虫等功效，可治大便燥结、腹痛及肠梗阻等症；芝麻油（又称香油）有润燥通便、解毒生肌之功，常用其治肠燥便秘、蛔虫食积、疮肿溃疡、芥癣及皮肤皲裂等症；大豆油有温肾补脾、润肠消肿、杀虫解毒之功。

⑲ 油料植物蛋白质有哪些用途?

蛋白质是人体不可缺少的营养素。油料植物蛋白质是我国居民摄入蛋白质的重要来源之一。传统的利用途径是油料经过制油后得到饼粕用作饲料,发展养殖业,人再食用动物蛋白。但这条路线蛋白质的利用率仅为20%~30%,人直接食用植物蛋白质,其利用率可提高到70%~80%。

我们日常食用的大豆、花生等油料,不仅含有丰富的脂肪,而且蛋白质含量也很丰富,以这些油料为原料在不影响油脂提取效果的前提下,其提油后的饼粕用作生产蛋白质产品的原料,这是油料资源的综合深加工。不仅能取得显著的经济效益,而且能获得显著的社会效益。目前以大豆、花生等为原料的蛋白制品主要有活性蛋白粉、组织蛋白、浓缩蛋白、分离蛋白等,主要是作为食品生产的基础原料,广泛应用于肉制品、乳制品、糖果、饮料、糕点、面包、冷饮、面制品等。

⑳ 怎样区别小磨香油、机制香油和普通芝麻油?

小磨香油简称小磨油,又称小磨麻油。它以芝麻为原料,用水代法加工制取,具有浓郁的独特香味,是良好的风味型食用油。小磨香油主要用作佐餐调味,也是一些传统特色食品糕点的主要辅料。按国家标准,分为一级小磨香油和二级小磨香油。

机制香油又称香麻油、麻油。它以芝麻为原料,通过特定的工艺,用机榨制取,具有显著的芝麻油香味,用途与小磨香油相似。按国家标准,分为一级机制香油和二级机制香油。

普通芝麻油俗称大槽麻油,是以芝麻为原料,用一般压榨法、浸出法或其他方法制取的芝麻油的统称。由于加工方法不同,普通芝麻油的香味清淡,不如小磨香油、机制香油浓郁。一般用作烹调油,也可作为调味油和制作糕点、糖果、食品的主要辅料,按国家标准,分为一级普通芝麻油和二级普通芝麻油。

㉑ 植物油比动物油更健康吗？

植物油因其几乎不含胆固醇，富含不饱和脂肪酸，熔点较低，且必需脂肪酸含量要高于动物油，因而成了很多人心目中的健康油。事实上，胆固醇也是人体正常代谢不可缺少的，合理摄入还可以起到抗衰老的作用。且不同的油脂所含脂肪酸的种类和量也不同，比如说，鱼油中脂肪酸的不饱和程度比花生油还高。动物油中含有较多的维生素A、维生素D、维生素K等，适当摄入（<总能量的10%）有益健康。所以，健康人群选择脂肪来源的时候，应以"植物油"为主，适当食用一些"动物油"。

㉒ 鱼油对人体有哪些作用？

鱼油的主要成分是二十碳五烯酸（EPA）和二十二碳六烯酸（DHA），包括类脂、脂溶性维生素以及蛋白质降解物等。鱼油中含有一般植物油中很少见的二十二碳六烯酸和二十碳五烯酸。EPA具有许多有益于血液循环的保护因子；DHA具有活化脑细胞的聪明因子，具有促进、协调神经传导、维持脑部细胞的正常运作，提高集中力、记忆力、注意力及理解能力的作用。

㉓ 鱼油和鱼肝油有什么不同？

鱼油是指用鱼或鱼加工的下脚料制成的油，它包括体油、肝油和脑油，其主要成分是二十碳五烯酸（EPA）和二十二碳六烯酸（DHA）。

鱼肝油是从鲨鱼、鳕鱼等海鱼的肝脏中提炼出来的脂肪，黄色，有腥味，主要含有维生素A和维生素D，常用于防治夜盲症、佝偻病等。

可见，二者所补充的营养素完全不同，提起鱼油，指的是补充多不饱和脂肪酸；提起鱼肝油，指的是补充维生素A和维生素D。

㉔ 食用油与疾病有什么关联？

油脂的摄入需保持平衡，我国膳食指南对脂肪的摄入给予了相关建议。总体而言，膳食油脂应多样化，各种类型的脂肪酸保持一定的比例。过量脂肪、饱和脂肪酸、反式脂肪酸、胆固醇等对于人体健康的影响不可忽视。

（1）心脑血管疾病与动脉粥样硬化

导致心血管疾病发生和上升的因子远超过膳食油脂一项，如应激、遗传、高血压、糖尿病、吸烟、环境、缺乏锻炼等均与心血管疾病相关联，但不可否认膳食脂肪也是心脑血管疾病与动脉粥样硬化的一个重要原因。膳食脂肪直接影响血液中的脂质和脂蛋白，因此与动脉粥样硬化密切相关。

（2）高血压

高血压的起因很复杂，其发病率与多种疾病互为因果。研究表明，膳食脂肪对高血压的发病也起着重要作用，长期摄入适量的富含ω-3型必需脂肪酸的鱼油对降低血压有益。

（3）肥胖

引起肥胖的原因很多，除少数内分泌失调引起的肥胖症，多数情况下肥胖是由于营养失调造成的，营养摄入的增加必然导致能量的增加。膳食脂肪转化为体脂的效率较高，所以，高脂膳食易引起肥胖。

（4）糖尿病

糖尿病是一种由多种因素引发的代谢紊乱，遗传、环境、生活方式等因素都会引起糖尿病。2型糖尿病人中，80%～90%伴随着肥胖，称为2b型糖尿病。由于高脂膳食易引起肥胖，而肥胖是引起2型糖尿病的关键因素。

（5）肿瘤

根据发达国家的经验，限制脂肪摄入量低于总热量的30%有抑癌作用。然而，人们的饮食很复杂，加速癌变的饮食因素很多，谨慎的做法是，不仅减少饮食中的总脂肪含量，而且在饮食中要有足量的营养物质，如维生素、膳食纤维和矿物质。

（6）其他疾病

如肝硬化、进行性肾病等，高脂膳食参与了这些疾病的发生或发展。

㉕ 大豆磷脂有什么功能？

大豆磷脂是大豆油生产过程中的一种副产物，无臭或略有气味，经不同的工艺处理呈现不同的状态，常见的有粉末状、液态黏稠状。大豆磷脂中包括卵磷脂、脑磷脂、肌醇磷脂等。

大豆磷脂具有重要的生理功能，是构成生物膜的重要组成成分，对细胞起保护层的作用；可以促进神经传导，提高大脑活力，促进大脑组织和神经系统的健康，提高记忆力；可促进脂肪在肝脏中的代谢，保护肝脏；可降低血清胆固醇，改善血液循环，预防心血管疾病等。

㉖ 发展木本油料油脂的意义是什么？

木本油料产业是我国的传统产业，也是提供健康优质食用植物油的重要来源。近年来，我国食用植物油消费量持续增长，需求缺口不断扩大，对外依存度明显上升，食用植物油安全问题日益突出。加快木本油料产业发展是提高食用植物油生产能力、维护国家粮油安全的有力保障。我国木本油料树种资源十分丰富，种子含油量在40%以上的有150多种。有油茶、核桃等传统食用油料树种，也有油用牡丹、长柄扁桃、光皮梾木、元宝槭、翅果、杜仲、盐麸木等新型食用油料树种，不仅可广泛栽培，而且产量高，具有广阔的发展前景。目前，我国还有4000多万公顷（1公顷=10000m²）宜林荒山荒地、420多万公顷坡耕地和大量的盐碱地、沙荒地等，利用这些土地大力发展木本油料，既不与粮食争地，又能有效增加国内食用植物油供给，减少进口，对维护国家粮油安全具有战略意义。加快木本油料产业发展是提高生态资源总量，改善生态的重要途径。加快木本油料产业的发展，有利于绿化国土、治理水土流失、防沙治沙；有利于扩大生态资源总量、改善生态；有利于建设生态文明和美丽中国。

三 科学用油篇

食用油的质量主要表现在色泽、气味、透明度、滋味等方面。如何用油，对消费者来说非常重要。

烹调时如何适量用油?

营养学家建议，一个人每天膳食脂肪的总摄入量维持在每千克体重1～2克为佳。油吃少了营养不够，吃多了容易肥胖，并会引发心血管疾病。我国居民每人每天平均脂肪摄入量约85克，这些油脂由显性和隐性两部分组成。

①根据《中国居民膳食指南（2022）》，成年人每天推荐摄入25～30克烹调用油（显性油），如果用家里喝汤用的小瓷勺来盛，大概可以盛两勺半到三勺。

②40～50克从食物中获取（隐性油，主要来自肉、蛋、奶、豆制品等食品）。

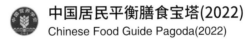

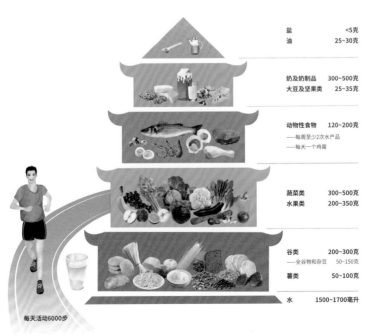

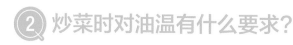

② 炒菜时对油温有什么要求？

炒菜时的油温对菜的色、香、味有很大影响，而且它还会影响到食物营养和人体健康。一般一级植物油的烟点在215℃，所以炒菜的温度以不超过200℃为最佳。那么，如何判断油温呢？记住将锅烧热后再加油，这也就是常说的"热锅冷油"，当油面出现翻滚状态时，即油面呈波纹状时，油温大约在195℃，此时就可以下料了。

炒菜时油温不能过高。油冒大烟时才开始炒菜是有害无益的，其主要危害在于：

（1）降低油的营养价值

油脂中不饱和脂肪酸、维生素E等在高温下发生一系列化学变化而损失。

（2）生成有害物质

油脂长时间在高温下会发生化学反应，产生如丙烯醛及聚合物等多种有害物质。

（3）影响健康

油烟能导致"醉油综合征"（口干舌燥、咽喉发炎、无食欲、发胖）乃至肺癌。

（4）污染环境

油烟不仅使家庭厨房受污染，而且还有可能侵扰邻居。所以在烹调时，要控制油温，在油脂将要冒烟时下料为宜。

③ 不同的烹调方式如何选用食用油？

（1）烹炒和油煎

一般可选择热稳定性较好的油脂，如花生油、稻米油，菜籽油、纯正橄榄油、油茶籽油等。

（2）炖煮和不冒油烟的炒菜

可用大豆油、玉米油、葵花籽油等耐热性略低的油脂。

（3）凉拌和煮菜

芝麻油、特级初榨橄榄油、亚麻籽油、核桃油、小麦胚芽油等不宜用来炒菜，只能做凉拌菜和煮菜。

（4）煎炸

连续煎炸最好用专用煎炸油、棕榈油；如果只炸几次，也可以选用菜籽油、玉米油、稻米油、大豆油等。

④ 炒菜用油的火候如何掌握？

炒菜用油时的火候很重要，油温的高低不仅与菜品的色、香、味以及营养有关，还关系到人体健康。平日炒菜时，除了前面提到的"热锅冷油"，对于一些可以用水焯的蔬菜，尽量先用热水焯一下，捞出沥水后再炒，一过油就可以出锅了，这样油温比较低，有利于菜品的营养保留。

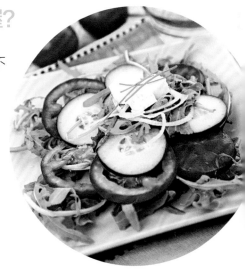

⑤ 家庭煎炸如何用油？

除大批量工业生产食品时会选择专用煎炸油外，一般家庭在日常生活中通常都采用普通的油脂作为煎炸油。在煎炸过程中要注意以下几点。

（1）油温

应控制在195℃以下，以一级油、二级油不冒油烟为准。

（2）加热方式

应炸制一段时间后停止，否则油脂会发生氧化劣变，如果再加热，氧化速度将加快，所以要一次性煎炸完所有待煎炸食物。不要反复使用煎炸油。

（3）炸油容器

铝锅或不锈钢锅比铁锅和铜锅更适合作为煎炸用锅，油中如含有微量的铜离子和铁离子，会明显加快油脂变质。

⑥ 如何判断锅里的油温？

冷油温：油温一二成热，锅中油面平静。原料下锅时无反应。

低油温：油温三四成热，油面平静，面上有少许泡沫，略有响声，无青烟。

中油温：油温五六成热，油面泡沫基本消失，搅动时有响声，有少量的青烟从锅四周向锅中间翻动，适用于炒、炝、炸等烹制方法。

高油温：油温七八成热，油面平静，搅动时有响声，冒青烟。

⑦ 热锅冷油有什么好处？

通常建议大家热锅冷油炒菜，因为这种烹饪方式比较科学，有诸多好处。

①可以缩短食用油暴露在高温下的时间，降低油脂氧化程度，避免油脂氧化产生丙烯醛、氧化聚合物等有害物质。

②可以最大限度保护油脂中的不饱和脂肪酸、维生素E、植物甾醇、谷维素等营养物质，以免它们受到高温破坏。

③油烟少、不易煳锅等。

⑧ 食用油在家庭烹调中反复使用几次为宜？

　　油脂作为食品熟化的传热介质，赋予食品理想的质地、风味和口感，也是一种主要的能量来源。家庭中对食材进行煎炸处理后，常常会有很多剩余的油脂，对于这些油后续使用的判断应该根据煎炸的时间、剩余煎炸油的色泽和气味来判断。因为经过高温加热过的油其化学结构会发生变化，甚至产生致癌物质，对人体有害。所以使用过的油，要看油的颜色是否变得深或黑，或有焦苦味，如果是，就不能再使用了，如果颜色还是比较浅，呈清澈透明的话，可以再次使用，但最好不要重复使用超过三次。

⑨ 吃油还要荤素搭配吗？

　　人类食用动物油的历史可以追溯到文明时代之前，当前商业上主要的动物油包括来自猪的猪脂、来自牛或者羊的牛羊脂、来自家禽的禽类脂。动物脂肪中除了主要成分甘油三酯外，还含有微量的其他成分（＜0.05%），如磷脂、生育酚、类胡萝卜素和胆固醇（通常850～1100毫克/千克）。胆固醇是人体必需的成分，它能够在体内合成，或从膳食中获得。对大部分人而言，由于人体能通过内源合成来调节胆固醇的平衡，所以摄入一定量的胆固醇不仅没有健康风险，反而是有益的。然而，在西方发达国家中，胆固醇摄入过高是引发动脉粥样硬化的一个主要原因，长久以来人们把动物油和胆固醇画上等号，这是不科学的。

　　植物油中含有较多的不饱和脂肪酸，具有抗动脉硬化的作用。但是，植物油中高含量的不饱和脂肪酸，很容易发生自动氧化而生成有害的过氧化物，造成动脉硬化、肝硬化甚至有致癌作用，因此在家庭使用中需要注意对开封后未使用的桶装植物油避光保存，以延缓油脂氧化劣变。动物脂肪含有丰富的饱和脂肪酸，过多食用动物脂肪易使体内胆固醇、血脂升高，而发生高脂血症、动脉硬化、冠心病等。

　　采用荤素搭配的膳食结构，以求得饱和脂肪酸和不饱和脂肪酸二者的合理配比，这样既可以增加菜肴的美味，又没有导致疾患之虞。

⑩ 吃动物油易发胖，吃植物油才苗条？

无论动物油还是植物油，人体吸收后每克均产生37.6千焦（9千卡）左右的热量，没有多大差别。由于植物油的熔点比动物油低，消化吸收率更高，若消耗不了，多食反而容易使人发胖。亚油酸是制造前列腺素的原料，而前列腺素可抑制脂肪的分解。缺乏亚油酸，体内就制造不了前列腺素，脂肪即会分解而使人体变瘦。正常人每天至少需要5克亚油酸，动物油中亚油酸含量很少，远远满足不了人体的需要。而10克花生油、芝麻油、豆油中亚油酸的含量分别约为3.5、4、5克。所以，吃动物油易发胖并无科学根据。

⑪ 吃油条不健康吗？

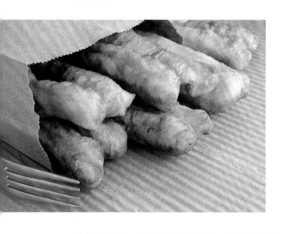

市场上的油条多半使用豆油或者棕榈油来煎炸，由于是连续高温煎炸，所以使用寿命不会超过一天。如果发现油脂色泽很黑，或者出现大量油烟，大量泡沫时，说明油脂已经使用很久，超出国家油脂安全标准了。另外，如果品尝油条时，能够闻到哈喇味或者刺激性的异味时，也说明油脂已经严重变质了。

油炸食物把握一个总的原则是不可吃得过多，不可吃得太快。油炸食物不易咀嚼得细碎，影响胃和十二指肠的消化。食物经过油炸后便被包在油脂里，减少了和蛋白酶及唾液中淀粉酶的接触机会，导致蛋白质和淀粉均较难消化。

⑫ 食用油的风味是如何融入菜中的？

很多食用油本身具有独特的风味物质，这会赋予菜肴特殊的香气。当食材在油中加热时，食材中的水溶性呈味物质与油脂形成乳化液（有时是形成混浊液）后，这些乳化液或混浊液便会粘连在菜肴上。当我们品尝菜肴时，这些乳化液或混浊液不仅会刺激我们舌头上的味觉感受器（味蕾）产生味感；同时，散发的香气还会同时刺激我们鼻腔上的嗅觉感受器产生嗅觉。这就形成了我们对菜肴的风味感知。

⑬ 为什么有风味的食用油用久了会变淡？

开盖用久的风味油脂都会风味变淡，这是因为：

①食用油在开盖使用后，有些香味物质含量会随着时间的延长而降低，导致感官风味变淡。

②食用油中含有丰富的油酸、亚油酸等不饱和脂肪酸，在使用过程中，易受光、热、水、氧气、金属离子等因素影响而发生氧化酸败，从而让食用油产生不良风味（纸板味、油漆味、氧化味等）。这些不良风味，冲淡了油脂的风味。

⑭ 如何减缓风味油脂的香味变淡呢？

①每次用完及时密封油瓶。这样既可以减少香味物质挥发，又可以有效隔绝油脂与空气中氧气接触。

②尽量减少与金属厨具接触，同时采用低温和避光的贮油方式。防止油脂氧化。

③尽量购买小包装的风味油，开盖后的油应尽快食用完毕。这样才利于获得更好的香味体验。

⑮ 为什么菜籽油更适合熬制川菜红油？

不同食用油熬制的红油品质差异明显。

使用菜籽油熬制的红油色泽深金红、光亮，辣椒香味浓郁，有轻微菜籽油

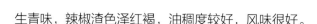

生青味，辣椒渣色泽红褐，油稠度较好，风味很好。

使用其他油，如大豆油熬制的红油色泽金红、光亮，辣椒香味浓郁，油脂香味淡一些，无异杂味，辣椒渣色泽红褐，油稠度一般，风味一般。

可见，用菜籽油熬制川菜红油的优势主要表现在三方面。

①风味：香气浓郁，风味纯正。

②颜色：色泽深金红，光亮。

③稠度：辣油稠厚，挂油好。

因此，菜籽油更适合熬制川菜红油。

⑯ 汤羹类菜肴淋油，为何能保温？

淋油能给菜肴保温主要是由于以下原因。

①油脂相对密度小于水，且不溶于水，能浮于水面，是热的不良导体，因此在菜肴和汤品表面覆盖热油，能形成隔热层，防止菜肴热量散发。

②水最高温度是100℃，而滚油温度远远高于水，在刚开始的一段时间之内，油温还未下降至100℃，温度始终都高于水，在这段时间之内，水可以吸收油的部分热量来减缓温度下降趋势。

因此，淋油能给菜肴保温。以云南过桥米线为例，将煮沸的鸡汤舀到碗中，由于鸡汤表面油脂的保温作用，将鱼片、肉片、蔬菜及米线等放入鸡汤中可烫熟食用。

⑰ 食品企业为什么选用棕榈油来制作煎炸食品？

在食品工业中，棕榈油被广泛应用于各种煎炸食品，主要因为其具有以下优点。

①棕榈油中的不饱和脂肪酸和饱和脂肪酸的比例大约各为50%，棕榈油与其他植物油相比耐高温、氧化稳定性好，煎炸食品的货架期长。

②棕榈油中维生素E等天然抗氧化物质比较丰富，它们可以起到很好的抗氧化作用，从而有效防止油脂短时间内氧化变质，不易出现哈喇味。

③棕榈油具有较好的热稳定性，烹调时不易产生油烟和致癌物质，而且煎炸过的食品颜色鲜亮、口感酥软。

④棕榈油产量高、价格便宜，相比于其他食用油脂，更经济易得。

四 油脂选购篇

　　如何选购油脂，是消费者关心的问题，食用油里面总有"因油而异"的个别情况。有的油清澈透明、无色或淡黄色，花生油、豆油、菜油等呈半透明的淡黄色至橙黄色，芝麻油则是橙黄色或棕色。花生油在冬天低温时会凝固成不透明状，这是正常的现象，鉴别时应有所区别。

① 食用油如何选购？

　　选购食用油脂要掌握以下几点要领。

　　各种植物油都会有一种特有的颜色，植物毛油有深、浅不同的颜色，经过精炼或后处理工序，颜色会变淡一些，但是不可能也没有必要精制到一点颜色也没有，有点颜色对身体无害。

　　要选择澄清、透明、无明显可见外来异物的食用油。知名品牌的瓶装油都应符合这个标准。

　　到超市购买食用油，应该尽量选择大品牌生产的食用油进行购买。大品牌比较注重企业信誉和企业形象，食用油的品质也比较有保障。

　　总之，在正规超市（线上或线下）购买，选用中国知名名牌、正规厂家的产品。

② 食用油是不是越贵越营养？

　　目前市场上食用油价格差距很大。有些价格较高的食用油品种，营养未必更好。食用油价格的制定一般是根据原料、工艺条件、运输成本等因素综合考虑的。其实，很多平价的食用油，其营养价值并不输价格高的品种。消费者可根据自家饮食特点来挑选合适的种类。

③ 不同级别的食用油有什么区别？应该如何选购？

国家从油的色泽、气味、口味、透明度、含水量、杂质量、酸价、过氧化值、磷脂等几个方面评判油的品质，将油分成一级、二级、三级、四级共四个等级。其中一级的精炼程度最高，四级最低。

一级油和二级油的烟点高，杂质少，有害成分低，炒菜时发出的油烟也比较小。但是，正因为精炼的程度高，它们的营养流失得也比较多，香味往往也不如三级油和四级油浓郁。

我们在购买食用油的时候，可以根据自己的喜好和用途来选择。一级油和二级油更适合炒菜，三级油或四级油更适合低温烹调。

完全不需要担心级别低的油会危害健康，只要符合国家食品安全标准，就可以放心地食用。

④ 如何选用家庭烹调植物油？

家庭烹调用植物油的种类繁多，各有优缺点，从健康需要来看，营养补充各不相同。

①优先选用大品牌食用植物油质量更有保障。相较于作坊式生产的小企业，大企业意味着拥有更好的条件来管控质量安全、投入研发实力和承担社会责任。

②不要固定使用一种油，应当至少选用两种以上植物油。《中国居民膳食指南（2022）》中这样说，不同油种的脂肪酸构成不同，营养特点也不同，因此应经常更换

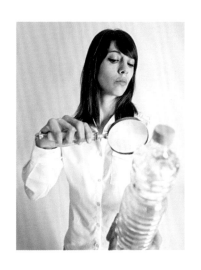

烹调油的种类，更利于均衡营养。当然，脂肪酸标识清晰的调和油，也是值得选购的。

③优先选用含ω-3脂肪酸和单不饱和脂肪酸含量高的油种，比如亚麻籽油、橄榄油、油茶籽油，注意合理轮换使用各种油脂。

④如果喜欢某种植物油的风味，建议可选择三级或四级食用油；如果烹饪口味清淡，建议选择一级、二级食用油。

⑤ 如何根据烹饪方式选择不同种类的食用油？

中餐菜肴的烹饪方式可以分为凉拌、水焯后油炒、中火油炒、大火高温煎炸四种。用不同的烹饪方式制作菜肴，可选择不同的食用油，具体情况如下。

大火高温煎炸，宜选用热稳定性好的食用油，如棕榈油、稻米油、精炼橄榄油、精炼油茶籽油等。

日常烹炒，各类大宗油种均可，如我们熟悉的大豆油、花生油、菜籽油、玉米油、葵籽油、油茶籽油等。

炖煮和凉拌等，宜选用微量营养成分比较多的油种，低温利于保留微量营养素，比如特级初榨橄榄油、芝麻油、核桃油等；而一些不耐高温的油种，比如亚麻籽油、紫苏籽油也适宜用蒸煮凉拌的烹调方式。

⑥ 食用油是否需要定期更换品种？

由于各种植物油的结构和营养成分不同，长期食用单一的植物油不利于健康，定期更换食用油种类能使营养均衡。而如何更换，也有学问。例如，吃完大豆油换葵花籽油，那么摄入的脂肪酸类型相似，差别不大。所以，我们需要在不同种类间更换。

第一类：亚油酸型　大豆油、葵花籽油、玉米油是这一类型的典型代表。这一类对于没有任何慢性病困扰的健康家庭，都是非常经济实惠的选择。

第二类：
α-亚麻酸型

亚麻籽油和紫苏籽油是典型代表。由于国人普遍缺乏，可做适当补充。α-亚麻酸不耐高温，适宜低温烹调，可以作为第一类型的补充用油。

第三类：
单不饱和
脂肪酸型

橄榄油和油茶籽油是典型代表。这类脂肪酸，对于国人来说缺乏程度不高，但是对于慢性病人群有帮助。

如果实在嫌麻烦，还可以直接选购脂肪酸均衡的调和油，只要认准品牌即可。

⑦ 从性价比考虑，应该经常吃哪种食用油？

①不要长期固定食用一种油脂，最好将脂肪酸组成不同的油脂轮换食用。

②有心血管疾病者或为预防心血管疾病者，可多食用含单不饱和脂肪酸含量高的油脂，例如橄榄油或油茶籽油。

③若以大豆油、玉米油、花生油、菜籽油和葵花籽油等为烹调油时，可适量添加橄榄油或油茶籽油，以增加单不饱和脂肪酸的摄入量。

④可选用脂肪酸配比较为理想的知名品牌食用植物调和油。

⑧ 如何根据体质选购食用油？

高血脂和高血糖的人，应当选用富含单不饱和脂肪酸的油，如橄榄油、油茶籽油、高油酸花生油，不要用动物油，还要控制总油量。瘦弱、怕冷、血脂、血压低的人，可适当食用一些动物油，如黄油、牛油等。健康人可以按照自己的膳食习惯，轮换食用各种烹调油，或者搭配着吃。

⑨ 哪种食用油适合你？

选对适合自己的油是充分发挥食用油营养价值的前提。每种食用油都有各自的特点及适用人群，可以根据自身或家人的身体状况、家庭日常的饮食习惯以及生活费用等因素综合判断，并不是越贵的油就越适合自己。

对于日常饮食没有偏好的健康人群，大豆油、菜籽油、葵花籽油等是经济实惠又健康的食用油。

对于三高人群，最好避免吃动物油如猪油、牛油等，因为含饱和脂肪和胆固醇较高；尽量以植物油为主，如橄榄油、油茶籽油、稻米油、花生油、亚麻籽油等，其中丰富的单不饱和脂肪酸和α-亚麻酸，还有微量的营养素：谷维素、橄榄多酚、植物甾醇、角鲨烯等有助于预防心脑血管疾病。

对于素食人群，容易缺乏ω-3多不饱和脂肪酸，建议在选择食用油时，注意选择像亚麻籽油、菜籽油、豆油、紫苏籽油等富含ω-3多不饱和脂肪酸的食用油。可用菜籽油、大豆油炒菜，亚麻籽油、紫苏籽油凉拌，调和油煎炸。

对于经常熬夜晚睡的人群，可以选择稻米油，其中含有的谷维素有助于改善睡眠。

对于孕妇人群，建议优选富含α-亚麻酸的食用油，比如亚麻籽油，以保证胎儿和自身的需求。

同时，要记得不要长期只吃一种油，最好是多种油交替搭配着食用。因为单一品种的食用油只能提供固定比例的脂肪酸，不能满足人体对多种不同脂肪酸营养的需求。

⑩ 中老年人如何选择食用油？

首先，建议中老年人尽量减少吃动物油。如猪油、牛油等动物油主要由饱和脂肪酸构成，含有胆固醇，长期食用对中老年人的心脑血管健康非常不利。

其次，建议老年人多选用适宜低温烹调的油，如亚麻籽油、橄榄油、油茶籽油等，烹调方式多选用炖、焖、煲、水煮、清蒸、凉拌、微波加热等，少用炸、煎、油炒。

最后，建议老年人多选用小包装油。这样可以有效减少开盖使用过程中食用油的氧化变质问题，从而减少过氧化物带来的炎症反应。

⑪ 高脂血症患者如何选择食用油？

①减少饱和脂肪酸类型油脂摄入，如椰子油和棕榈油，这些油中饱和脂肪酸的含量高，经常食用可以使血胆固醇水平增高，饮食中应减少这类油脂。

②适当增加单不饱和脂肪酸类型油脂，如橄榄油和油茶籽油，这些油可以帮助降低血清胆固醇水平。

③适当增加ω-3脂肪酸类型油脂，如亚麻籽油、紫苏籽油等，除前面所述的植物油，鱼油也适合高脂血症患者食用。

⑫ 越澄清的油品质越好吗？

油脂是人体三大宏量营养素之一，不仅提供人体能量，也是必需脂肪酸、脂溶性维生素、甾醇等营养素的重要来源。

评判一种食用油脂的优劣应综合考虑脂肪酸结构、脂肪伴随物、有害物质等因素。因此，优质油除了由油脂品种决定，还与其加工工艺有关。

通常，我们可以看透明度和是否有沉淀物这两个指标。

（1）透明度

透明度是反映油脂纯度的重要感官指标之一，纯净的油应是透明的。一般高品质食用油在常温、日光和灯光下肉眼观察清亮无雾状、无悬浮物、无杂质、无浑浊，透明度好。

（2）沉淀物

高品质食用油无沉淀和悬浮物，黏度较小。沉淀物俗称油脚，主要是杂质，在一定条件下沉于油的底层。所以，购买食用油时应选择透明度高、无沉淀物的油。

⑬ 如何合理使用食用油?

①避免长时间只吃一种油,最好不同类型的油换着吃或吃调和油。

②选择合适的烹调温度,尽量热锅冷油,不让油冒烟,不在油的火焰中炒菜。尽量选择蒸、煮、炖、煲等较低温度的烹调方式。

③避免反复长时间加热,以免产生脂肪酸聚合物。煎炸过的油过滤后可以用来凉拌。

④避免食用油长期暴露在光线、空气中,远离灶台。尽量购买小包装,并采用避光保存,开瓶使用后及时盖紧瓶盖并尽快食用。

⑤食用油每日摄入量25～30克,不是多多益善,但过少也不利健康。

⑭ 散装的还是独立包装的食用油好?

目前,国内散装食用油仍有一定的市场,散装油迎合了部分消费者在口感、价格等方面的需求,受到消费者的青睐,尤其农村人口选择散装油的比例偏高。

其实,散装食用油安全风险很大。这些油一般无法在超市等正规渠道销售,非法经营者就把价格放低卖给小商贩、小店铺。近年来,散装油的品质问题屡见不鲜,历年抽检合格率较低,主要有以下质量问题。

(1)掺杂掺假

散装油掺假渠道较多,从生产厂家、批发商到零售商,都可能存在不同程度的掺假情况:非法使用"地沟油"混入散装油,以劣质油冒充优质油牟取暴利的现象时有发生。

(2)油脂酸价和过氧化值超标

散装油储藏容器密封性差,暴露在空气中时间较长,容易发生氧化反应,产生过氧化物,损害健康。

（3）有毒有害物质超标

由于生产原料选择不当，散装油盛油器具未经消毒，个别不法商贩甚至用废弃化工原料桶存放油等原因，容易使散装油受到污染，如散装花生油黄曲霉毒素超标、重金属超标等。

所以，为避免买到质量问题严重的散装油，建议大家尽量购买正规知名品牌生产的独立包装油，不仅有一定的质量保证，还有益于健康。

⑮ 购买大桶食用油好还是小瓶食用油好？

购买食用油时，建议选择适合家庭消费的小包装更好。这是因为：

（1）大桶油更容易让我们摄入的脂肪酸种类单一

由于每种食用油的脂肪酸种类和含量不同，买小瓶的食用油，可以通过经常更换油种，平衡摄入脂肪酸的类型。

（2）小包装油，不易产生哈喇味

由于食用油开封后接触空气、光照和水的机会更多，安全性会随使用时间的延长而降低。一般启封的食用油最好在2个月内吃完，否则安全指标会超过国家安全标准的限值，容易产生哈喇味。所以，建议买适合自家消费的小包装油，并尽量在2个月内吃完。

（3）小包装油更利于控量吃油

中国营养学会建议每人每天的食用油摄入量需要控制在30克，而事实上国人平均每天吃了超过40克的油。大桶油会给人一种很充足，可以不限量使用的假象，而造成过多摄入。一般建议三口之家，可以消费2.5升的小包装油即可。

⑯ 哪里购买食用油好？

食用油市场鱼龙混杂，油脂掺伪作假现象时有发生。

关于购买食用油，正规商家与非正规店铺以正规商家为首选。一般说来，国有粮店和大中商场超市出售的食用油让人比较放心，正规商超的油脂产品进货渠道正规，产品质量可溯源。相较于作坊式生产的小厂，大企业对食品安全的把控更严格，质量要求更有保障。因为品牌越大，社会影响力也越大，能够将品牌做大的食品公司也会更注重其各方面管理。

所以，为了食用安全，建议大家尽量避免在小油坊或自榨打油处购买散装油脂。也不要贪图小利，在农贸集市购买便宜的"三无"油脂产品，我国各地政府正逐步取消散装油脂的销售。

⑰ 购买调和油好还是单一品种的食用油好？

随着营养知识的普及，越来越多人意识到长期食用单一品种食用油不科学，而食用调和油是保证营养均衡的一种新选择，但调和油市场鱼龙混杂现象也时有发生，所以，盲目选购不可取。在目前情况下，可以选择正规知名品牌生产的调和油或者选购不同品种的单一食用油品，经常换着吃也可起到营养互补的作用。

⑱ 食用油标签巧识别？

根据我国GB 7718—2011《食品安全国家标准 预包装食品标签通则》，食用油包装标签上必须标示的内容有：产品名称、配料表、净含量、产品标准号、质量等级、保质期、制造者的名称和地址、日期标示（生产日期或包装日期、保质期）、储存说明、生产许可证号（SC）、卫生许可证号以及其他需要强制标示的

营养成分表		
项目	每100克	营养素参考值%
能量	3700千焦	44%
蛋白质	0克	0%
脂肪	100.0克	167%
一饱和脂肪	7.2克	36%
一单不饱和脂肪	64.8克	
一多不饱和脂肪	28.0克	
胆固醇	0毫克	0%
碳水化合物	0克	0%
钠	0毫克	0%

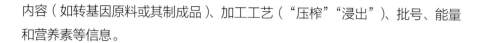

内容（如转基因原料或其制成品）、加工工艺（"压榨""浸出"）、批号、能量和营养素等信息。

⑲ 家庭用食用油需注意哪些事项？

①食用油科学混合搭配食用更健康。长期食用单一植物油，会造成体内某些脂肪酸过量，某些脂肪酸缺失，不利于健康。如同日常膳食中搭配蔬菜、水果一样，要经常搭配食用不同品种的食用油，可以更均衡地吸收营养，保持膳食平衡。

②植物油也不能随便多吃。许多人青睐植物油，认为多吃植物油没有关系，而且吃植物油可软化血管，其实不然。油脂是高能量食物，不管是动物油脂还是植物油，吃多了都对健康不利。所以只能在合理控制脂肪摄入总量前提下，增加植物油摄取的比例，减少动物性油脂的摄入。

③控制烹饪用油量。据调查，我国城乡居民每人每天烹调油的摄入量达55克以上，超过了中国营养学会制定的《中国居民膳食指南（2022）》推荐量：25～30克。摄入油脂超标已成为城乡居民健康生活的一大隐患，除了会造成肥胖外，还会造成血脂增高，引发心脑血管疾病。

④热锅冷油烹佳肴。在厨房做饭时特别要注意控制烹调温度，否则烹饪时油温越高，烹调时间越长，不饱和脂肪酸就氧化得越快，营养成分也流失得越多。炒菜时要注意热锅冷油。即先把锅烧热后再倒油，这时就可以炒菜了，不用等到油加热到冒烟。这样做可以避免烟熏火燎，损害健康。煎炸食品时，应先把锅烧热后再倒油。在油冒烟前即可放入食品进行煎炸，一旦油温过高，任何类型的食用油都会产生一定的反式脂肪酸。所以在烹饪时应尽量避免使用大火，切记不要油冒烟时才将要炒的菜肴等食物下锅，这不仅是健康的烹饪习惯，也是远离"反式脂肪酸"的有效方法。

⑤食用油使用后拧紧瓶盖，减少与空气的接触。在桶装食用油买回后（一般是2升以上产品），一旦开启瓶盖，最好要在2周内使用完毕。每次用完后要把瓶盖拧紧，减少食用油与空气的接触时间。

⑥油瓶不要离炉灶或热源太近。食用油氧化速率受温度影响较大。在温度高于60℃时，食用油中不饱和脂肪酸氧化速率增加。因此用完油后，油瓶尽

可能远离火炉、暖气等高温热源。

⑦煎炸食品时选用均衡脂肪酸型或富含单不饱和脂肪酸的油，可选择棉籽油、稻米油、花生油、菜籽油、油茶籽油、橄榄油等。

⑧煎炸后的食用植物油不要反复利用。食用植物油在有氧、高温的环境下容易发生聚合反应，变质并产生有害物质，食用后起异常生理反应。煎炸后的食用油不应反复多次利用。

⑨煎炸用过的油不可倒回瓶中与新油混合。在煎炸食品时，一般都要向锅中倒大量油，煎炸后剩下的油不可倒回瓶中与新油混合。用过的油，尽管尚未氧化酸败，但在煎炸过程中，长时间与空气接触，已经吸附了大量的氧，部分不饱和键在氧气的作用下会产生氢过氧化物，氢过氧化物逐级降解会生成众多次级氧化产物，多为醛、酮、酸类物质。如果人体长期大量地摄入这些降解产物，会造成蛋白质、生物膜及其他影响细胞生理过程物质的显著破坏。所以使用过的食用油最好单独倒入洁净的瓶中保存，而且尽快用完。千万不要倒回装新油的油瓶中。

㉒ 食用油品质优劣的辨别方法？

普通消费者要想辨别植物油质量优劣，其实很简单。一是用眼看，品质正常的油脂肉眼观察应该澄清、透明，如果油脂中含有较多磷脂、类脂、蜡质等或含水量较大时，油样会出现混浊或沉淀物。二是闻味儿，滴一滴油到掌心，打转搓一下之后闻味道，合格的油会有植物香，而不合格的会有异味儿（哈喇味或刺激味）。

五 油脂储存篇

防止油脂氧化是延长油脂储存期的关键，促使油脂氧化变质的因素有氧气、加热、光辐射、助氧化的金属等。要延缓油脂氧化，就要在可能的情况下最大限度地降低这些不利因素对油脂的影响。油脂的安全保存措施很多，主要包括低温储油、满罐储备油、真空储备油、添加抗氧化剂、充氮保存等。

① 植物油如何储存？

人体生长过程中需要的脂肪酸主要来源于植物油，尤其是必需脂肪酸，如亚油酸和亚麻酸等。但这些必需脂肪酸都是不饱和脂肪酸，在高温、阳光照射、与空气长期接触、过期储存等条件下，极易发生氧化，甚至可能会产生有害物质，危害健康。植物油中水分脱除不彻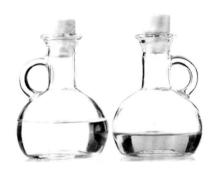底或不慎混入了水分，在条件适宜的情况下，会发生水解反应，产生过量的游离脂肪酸，也会使品质下降而影响食用。因此，在实际生活中尽量避免上述条件的出现有利于油脂的安全储存。

（1）密封

密封目的是阻隔空气（氧气），减少氧化机会。建议不要购买密封不严的产品；买回来的合格产品，在保质期内一旦打开，就要尽快用完，并且特别要留意的是，每次油瓶在打开使用后，瓶盖要随手拧紧。

（2）避光

避光目的是减少阳光直接照射，光线是加快植物油氧化的催化剂。不仅是阳光，灯光也会加快食用油的氧化酸败速度，因此油瓶要避光存放。

（3）低温

为了减少高温对植物油的影响，油瓶应放在室内温度相对较低的位置，即

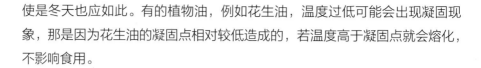

使是冬天也应如此。有的植物油，例如花生油，温度过低可能会出现凝固现象，那是因为花生油的凝固点相对较低造成的，若温度高于凝固点就会熔化，不影响食用。

（4）忌水

为了避免发生水解现象，植物油中要绝对禁止水分的进入。

包装油脂的合理选购和使用：目前市场上包装油脂的规格有多种，家庭人口少的应尽量选用小规格的包装油，这样可以在短时间内消费完，避免长时间使用时因每天反复开盖造成空气进入所导致油脂的氧化酸败和品质下降。若购买了较大规格的包装油，建议将大桶中的油脂分批次分装到小油壶里使用，以减少大桶装食用油的氧化机会。

② 食用油包装材料有哪些要求？

包装材料是影响油脂及其制品储存期品质和货架寿命的重要影响因素之一。用于制作包装的材料应具备如下特征。

（1）强度

强度主要指抗拉强度、延伸性、撕裂强度、耐油性等基础材料特征。对包装材料的强度要求是确保包装器具在储存、运输和流通过程中不因强度因素而引起破损。

（2）商品的保护性

商品的保护性主要指防水性、阻气性、遮光性、防紫外线性能及保香性等防止油品及其制品品质劣变的性能，特别要注意的是阻气性和遮光性。

（3）热特性

热特性指材料的耐热性、低温特性和冻结适应性等性能。

（4）加工适应性

食用油包装要求材料具有良好的成型、成膜、印刷、黏合等加工适应性，能塑造有利于销售的形状和美的外观。

（5）机械适应性

机械适应性指对采用自动充填包装时的适应性，包括材料的延伸性、硬度、滑动性以及静电性等。

（6）经济性

经济性指来源广、价廉，不因包装费用引起商品价格上涨到消费者不易接受的程度。

（7）卫生性

卫生性指对油脂及其制品不带来引起品质劣变或影响人体健康的有害或有毒物质。

（8）后处理性

包装材料应具有回收（再生）利用、不污染环境的特性。

③ 食用油包装容器材料如何选择？

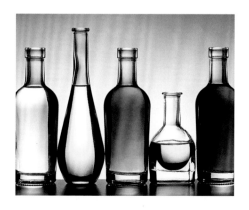

我国市场上食用油的包装物（或容器）用材主要有：马口铁、聚酯、食用级聚酯（PET）和玻璃瓶等。马口铁桶通常最大能装18千克，而玻璃瓶包装容量以1千克以下居多。但马口铁价格过高，而玻璃瓶易碎，因此，市面上较少出现。聚酯（PET）瓶是透明瓶，消费者对油的颜色和有无异物可以一目了然，这种材质气密性能好，价格适中，因此目前市面上使用得也最多。

④ 食用油的保质期一般有多长？

国家早已取消了食品保质期的统一规定，各企业可以根据自己的产品特点、包装方式、储存条件和质量控制能力自行确定食品的保质期限，这不仅是生产者对产品质量管理的手段，也是对消费者的质量承诺，同时还是对消费者合理选择产品的指导。

一般超市销售的塑料瓶装食用油保质期为12～18个月，也有些油保质期为6个月，这都是以未开封为前提的。打开包装后的保质期与存储条件（光、温度、水分）有关。

（六）

油脂安全篇

　　2010年3月17日,《中国青年报》一则关于地沟油的报道,在全国引起了广泛的关注。2010年7月19日,《国务院办公厅关于加强地沟油整治和餐厨废弃物管理的意见》要求各地区、各有关部门要将"地沟油"整治作为食品安全整顿的重要内容,以城市近郊区为重点,仔细排查和清理非法生产"地沟油"的黑窝点,摸清"地沟油"原料来源和销售渠道,对发现的问题追查到底,对黑窝点一律取缔,严厉打击有关违法犯罪行为。要以集贸市场、批发市场等场所为重点,严肃查处经营假冒伪劣和来源不明食用油的行为。与此同时,严防"地沟油"流入食品生产经营单位。2010年9月至10月,国务院食品安全委员会对各地开展"地沟油"整治情况进行督导检查。十年过去了,全国油脂合格率达到98%,如何"吃好油、用好油、管好油",让广大的消费者了解油脂、懂得油脂、使用和储存油脂以及如何辨别"地沟油",如何认识油脂安全等的基本常识,显得尤为重要。

① 什么是地沟油?

　　"地沟油"(也称"潲水油""泔水油")也就是用餐厨垃圾、废弃油脂(用于油炸食品的油使用次数超过规定后的"泛油"、煎炸老油等)、各类肉及肉制品加工废弃物等非食品原料(劣质猪肉、猪内脏、猪皮加工以及提炼后产出的油)生产、加工的油。"地沟油"原料严重腐败变质,收储加工各环节质量卫生极差,产品质量无法按照规范的管理要求达到应有的营养安全水平,是我们国家食品监管严厉打击的对象。2012年最高人民法院、最高人民检察院、公安部关于依法严惩"地沟油"犯罪活动的通知明确,"地沟油"犯罪,是指用餐厨垃圾、废弃油脂、各类肉及肉制品加工废弃物等非食品原料生产、加工的"食用油",以及明知是利用"地沟油"生产、加工的油脂而作为食用油销售的行为。

② 地沟油对人体健康有什么危害?

　　"地沟油"中混有大量污水、垃圾和洗涤剂,经过地下作坊的露天提炼,根本无法除去细菌和有害化学成分。其水分含量、黄曲霉毒素B_1、皂化值、碘价、羰基价、过氧化值、酸价等指标远远超过国家食用油标准，烟点、熔点、相对密度、折射率、感官性质也均发生变化。"地沟油"中可能含有多种有毒有害成分，会引起头痛、头晕、失眠、乏力、恶心、腹泻、消化不良、肝区不适、剧烈腹绞痛、贫血等症状，因此人类不可食用。长期摄入"地沟油"将会破坏白细胞和消化道黏膜，引起食物中毒，对人体造成极大伤害，如发育障碍、易患肠炎，并有肝、心和肾肿大以及脂肪肝等病变。此外，"地沟油"受污染产生的多种毒素不仅易使人患肝癌，也有可能引发其他部位癌变，如胃癌、肾癌、直肠癌及乳腺癌、卵巢癌、小肠癌等，严重威胁着人们的身体健康。

③ 地沟油的判断方法有哪些？

食用植物油的质量指标有：色泽、气味、滋味、水分及挥发物、杂质、加热试验、含皂量等多个项目。精炼程度高的植物油还有透明度、过氧化值、不皂化物、烟点、冷冻试验等更多指标。对"地沟油"的鉴别和检测目前尚无规定方法，可从感官和理化检验两个方面进行综合分析。

④ 地沟油如何检测？

"地沟油"没有明确的检测方法，目前只能采用单指标和多指标体系相结合的方式、辅以溯源手段进行综合判定。因"地沟油"原料来源非常复杂，以下分析其外源性物质、内源性指标的方式均可选择应用。

第一步：初步判断。

① 快速检测试纸；	② 电导率鉴别法；
③ 低场核磁共振仪器；	④ 激光近红外法；
⑤ 拉曼光谱法。	

第二步：理化指标检测。

① 折射率、相对密度；　　　　　② 色泽、透明度；

③ 碘价、皂化值、不皂化物；　　④ 特征指标：脂肪酸组成的检测；

⑤ 酸价的检测；　　　　　　　　⑥ 过氧化值的检测。

第三步：综合系统分析。

① 极性化合物与聚合物含量的检测；

② Steradienes（ β -谷固醇在高温下的氧化产物）含量检测；

③ 反式脂肪酸含量的检测；

④ 重金属含量的检测；

⑤ 油脂指纹图谱的电子鼻检测。

第四步：溯源调查。

⑤ 什么是反式脂肪酸？

　　不饱和脂肪酸中的双键存在两种构象：顺式（cis）和反式（trans）。两个氢原子在碳氢链的同一侧，看起来像U形，为顺式构象；两个氢原子在碳氢链的不同侧，看起来像Z形或L形，为反式构象。不饱和脂肪酸中的双键构象见表6-1。

表6-1　不饱和脂肪酸中的双键构象

"顺式"构象	"反式"构象

续表

"顺式"构象	"反式"构象
不饱和的碳原子（每个碳原子与一个氢原子结合）以双键连接，两个氢在碳氢链的同一侧，看起来像U形	不饱和的碳原子（每个碳原子与一个氢原子结合）以双键连接，两个氢在碳氢链的不同侧，看起来像Z形或L形

　　反式脂肪酸是指碳链上含有一个或一个以上反式双键的脂肪酸，俗称反式脂肪酸，英文名称为"Trans Fatty Acid"，简称"TFA"。反式脂肪酸和顺式脂肪酸相比，分子结构比较稳定，不易扭结。因此，与一般植物油相比，反式脂肪酸具有不易变质、耐高温、存放更久等特点。

⑥ 哪些食物中会含有反式脂肪酸？

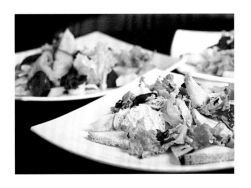

　　加工过程中添加氢化油或部分氢化油的食品都有可能检测出反式脂肪酸，例如人造奶油、油炸松脆食品、方便面、快餐、冷冻食品、焙烤食品、饼干、乳制品、牛羊肉等食品和食品加工原料中，其含量随食品种类、加工方法和产地等因素的变化而产生显著差异。

　　我国2013年7月10日发布的《中国居民反式脂肪酸膳食摄入水平及其风险评估》报告显示，检测的13种食物中，包括焙烤食物、调味品、冷冻饮品、膨化食品、巧克力和糖果、乳及乳制品、速食食品、小吃、畜肉及制品、固体饮料、植物油、禽肉制品、油饼油条等，均检出反式脂肪酸。其中巧克力和糖果类食品中反式脂肪酸平均含量最高，达8.9克/千克，含量最高的样品达156克/千克，植物油反式脂肪酸平均含量次之，为8.6克/千克，焙烤食物、调味品、油饼油条含量在3~5克/千克，冷冻饮品反式脂肪酸含量均值最低，为0.9克/千克。

❼ 食用油中反式脂肪酸是如何产生的?

油脂加工过程中脱臭是生产一、二级油的关键环节。在油脂脱臭操作中,有时需要250℃以上高温持续一定的时间,将油脂固有的游离脂肪酸、醛、酮类等异味以及油脂在脱胶、脱酸、脱色等前期精炼工艺过程中由于添加酸、碱、白土等化学品从而产生的肥皂味等异味去除干净。在这一过程中,顺式结构的脂肪酸只要吸收一定能量,就会从顺式转化为结构上更加稳定的反式结构,产生一定数量的反式脂肪酸。反式脂肪酸的含量与脱臭的温度和时间有关,并且随温度的升高和时间的延长而增加。

❽ 反式脂肪酸对人体有什么危害?

反式脂肪酸是人类健康的"杀手",主要是通过改变人体正常代谢途径,造成对人体的危害。现有研究资料表明过量摄入反式脂肪酸可增加血脂异常和患心血管疾病,如动脉粥样硬化的风险,但尚无足够证据表明反式脂肪酸与糖尿病、癌症、早期生长发育等疾病有关。天然来源反式脂肪酸不良健康效应方面的证据目前尚不充分。反式脂肪酸与疾病的风险关系如下。

(1)反式脂肪酸与血脂异常的关系

反式脂肪酸能够造成人体血脂代谢异常。人体血脂指标的变化包括升高"坏胆固醇"即低密度脂蛋白胆固醇(LDL-C)的水平,降低"好胆固醇"即高密度脂蛋白胆固醇(HDL-C)的水平,并使LDL微粒与载脂蛋白(a)通过二硫键连接构成的[Lp(a)]水平升高,血清甘油三酯也有不同程度地上升,这些指标的变化同时也增加了心血管疾病尤其是冠心病的发病风险。

(2)反式脂肪酸与心血管疾病的关系

与其他疾病相比,反式脂肪酸与心血管疾病风险方面的证据最为充分,反式脂肪酸摄入和心血管疾病风险之间存在正相关关系,膳食中反式脂肪酸摄入量越高,心血管疾病的风险越大。专家们普遍认为,反式脂肪酸对人的心脏损害程度远远高于其他任何一种脂肪酸。

有专家对7个国家的16项队列研究进行了分析，结果显示反式脂肪酸摄入量与25年冠心病死亡率之间存在正相关关系。在对12万名护士长的长期健康研究中，该人群14年间共发生900人次冠心病发作的相关健康损害事件，并统计出相对于从碳水化合物摄取热量，每增加2%的反式脂肪热量摄取，冠心病的风险就会增加1.94倍（增加15%的饱和脂肪酸摄取才能得到类似的效果）。

（3）反式脂肪酸与糖尿病的关系

反式脂肪酸与糖尿病发病风险的关系并不明确，仅有一项以肥胖女性进行的研究发现反式脂肪酸摄入增加2型糖尿病的发病风险，其他研究均未发现相同的结果。

（4）反式脂肪酸与癌症的关系

反式脂肪酸与癌症发病风险的关系并未明确，有研究显示反式脂肪酸摄入量与癌症（女性恶性或良性乳腺疾病、男性结肠癌或结直肠息肉）发病风险无关，还有研究显示反式脂肪酸摄入增加癌症（乳腺癌）发病风险。世界癌症基金会/美国癌症研究学会在《食物、营养、身体活动和癌症预防》（2007年）的报告中指出，有限的证据提示：总脂肪水平过高可能增加肺癌或绝经后乳腺癌的风险；含有动物脂肪的食物可能是结直肠癌的致病原因之一。但专家组强调，目前尚不清楚反式脂肪酸是否对癌症有特殊影响。

（5）反式脂肪酸与早期生长发育的关系

血液和组织中必需脂肪酸及其代谢产物含量随着反式脂肪酸比例的升高而降低，在新生儿血液和脊髓组织中也发现了这种关系。鉴于必需脂肪酸及其长碳链代谢产物在胎儿/婴儿生长发育中的重要性，有学者开展了反式脂肪酸水平与早期生长发育关系的研究。但由于目前相关资料有限，现有资料尚不能证明反式脂肪酸对早期生长发育有不良作用。

⑨ 如何避免摄入更多的反式脂肪酸？

尽管我国2013年7月10日发布的《中国居民反式脂肪酸膳食摄入水平及其

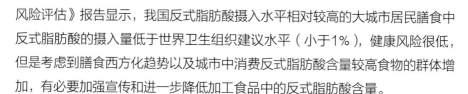

风险评估》报告显示，我国反式脂肪酸摄入水平相对较高的大城市居民膳食中反式脂肪酸的摄入量低于世界卫生组织建议水平（小于1%），健康风险很低，但是考虑到膳食西方化趋势以及城市中消费反式脂肪酸含量较高食物的群体增加，有必要加强宣传和进一步降低加工食品中的反式脂肪酸含量。

①尽量避免油炸食物的摄取，如炸薯条、炸鸡块，尽量少吃快餐类食品。

②标注有"氢化"字样的油脂和食品应减少摄取。

③人造奶油中反式脂肪酸的含量较高，应尽量少吃。

④烹饪过程中尽量降低油温，缩短高温烹炒时间。

⑩ 减少食用油中的反式脂肪酸办法有哪些？

目前减少反式脂肪酸的方法可以归纳为：

①优化、改进油脂氢化工艺、油脂精炼工艺，生产低反式脂肪酸的氢化油。

②优化植物油精炼工艺，采用绿色精准适度加工技术，减少精炼植物油的反式脂肪酸产生。

③通过控制油料作物栽种过程或基因技术生产具有特定脂肪酸组成的油料，降低多不饱和脂肪酸含量，减少精炼和烹饪过程中反式脂肪酸生成的概率。

④使用不饱和脂肪酸含量低的热带植物油，如棕榈油、椰子油，通过分提获得较好加工性能和食用性能。

⑤利用化学方法或酶法使混合油脂发生酯交换反应，得到低反式脂肪酸、高饱和脂肪酸产物。

⑪ 对反式脂肪酸的管理措施有哪些？

关于反式脂肪酸，国际社会已经提出消费警示或限制食物中反式脂肪酸的含量。世界卫生组织建议，为增进心血管健康，应尽量控制膳食中的反式脂肪酸，最大摄取量不超过总能量摄入的1%。也就是说，如果按一个成年人平均每天摄入能量2000千焦来算，则每天摄入反式脂肪酸不应超过2克。

荷兰及瑞典等国先后制定了食品中人造脂肪的限量，有望将油脂食品中反式脂肪酸含量限制在5%以下。

一些国家采取在食品标签上强制标示反式脂肪酸的方式来管理反式脂肪酸。如美国食品与药物监督管理局要求自2006年1月起，对加工食品中的反式脂肪酸进行强制标示。加拿大于2005年12月开始要求强制标示。丹麦则要求从2004年1月1日起，禁售反式脂肪酸占总脂肪2%以上的油脂。欧洲国家反式脂肪酸的摄入量与美国相比要低，因此欧盟目前还没有做出对反式脂肪酸强制标示的规定，仅在部分国家提出减少反式脂肪酸摄入的建议。

⑫ 代可可脂、巧克力一定含有反式脂肪酸吗？

不是。有些代可可脂巧克力不含反式脂肪酸。代可可脂是指可全部或部分替代可可脂，来源于非可可的植物油脂。通常以棕榈油、椰子油、大豆油、棉籽油等为原料，经氢化、酯交换、分提等特殊工艺加工制成，其物理性质与可可脂类似。现代的食品企业已经可以采用新工艺新技术生产非氢化的零/低反式脂肪酸的代可可脂了。

GB 28050—2011《食品安全国家标准 预包装食品营养标签通则》中规定："食品配料含有或生产过程中使用了氢化和（或）部分氢化油脂时，在营养成分表中还应标示出反式脂肪（酸）的含量"。

所以，在选购巧克力时通过查看配料表中是否有标出"氢化"二字，以及营养成分表中是否标示反式脂肪酸的含量，就可以知道巧克力中是否含有反式脂肪酸及其含量了。

⑬ 胆固醇有什么作用？

胆固醇是人体不可缺少的营养物质，是细胞膜的主要成分。其30%来自膳食，70%由体内合成。胆固醇为一种脂溶性物质，分为"好胆固醇"（高密度脂蛋白胆固醇）和"坏胆固醇"（低密度脂蛋白胆固醇）。前者比较稳定，可清除血管壁上沉积的脂质，并将其转运到肝脏进行代谢，再通过胃肠排出体外，起到了血液清道夫的作用；还有抗氧化和抗血管炎症、保护血管的作用。后者不稳定，容易沉积于血管壁上，使血管增厚，弹性降低，结缔组织增殖，血管硬化，导致动脉硬化、高血压和心脑血管疾病等。

⑭ 油"哈喇"（酸败）以后还能不能吃？

　　油"哈喇"（酸败）以后会产生特殊或刺鼻难闻的气味，哈喇味是油脂在氧气、日光、水分、温度的作用下，发生氧化、酸败产生的异味。氧化酸败后的油脂中含有醛、酮成分，这些成分是油脂中不饱和脂肪酸的氧化产物。虽然肠黏膜有去氧化作用，但仍然有一部分过氧化脂质会被肠吸收。人体血液中的过氧化脂质从40多岁开始上升，这类物质与糖尿病、高血压、肾功能不全等病的诱发有关，曾有人给小鼠注射亚油酸甲酯的过氧化物，只需1~2毫克，便可使其半数致死，由此可见，酸败油脂中的过氧化脂质对人体健康的危害是相当严重的。油脂酸败以后是不能食用的。

　　食用油如果存放时间过长，存放时不注意避开日光照射，存放时期室温过高，或者将油瓶开启存放等，就容易氧化酸败，出现哈喇味。氧化酸败了的食用油中过氧化物等有害物质将大量增加，这些物质对人体健康有很大危害，应该停止食用。油料作物通常的用途是提取食用油，部分油料作物也能作为食品。在大宗油料中花生米和葵花籽就是人们喜爱的休闲食品。但由于花生米和葵花籽中含有丰富的脂肪，它们和油脂一样，在保存不当的情况下（尤其在温度高、湿度大的气候下）极易氧化变质，出现哈喇味或涩苦味，这是由于花生米和葵花籽中的脂肪被氧化造成的，这种变质了的花生米和葵花籽会产生黄曲霉毒素等许多危害人体健康的物质，因此，也不能食用。

⑮ 食用过期的食用油会怎样？

　　食用油同其他食品一样，都有保质期。超过保质期的食用油因储存时间较长会自动发生氧化作用，油脂氧化可能会产生醛酮类过氧化物。人如果长期食用过期已经变质的食用油，会对人体产生危害。主要体现在以下方面。

（1）急性中毒

急性中毒即对胃肠道的直接刺激作用。进食后，相继出现恶心、呕吐、腹痛、腹泻等症状。

（2）慢性危害

随着人们生活水平和安全意识的提高，油脂酸败导致的急性中毒案例已越来越少，其慢性危害主要表现如下：

因必需脂肪酸亚油酸、亚麻酸，维生素A、维生素E、维生素D等遭到破坏而导致的营养缺乏症；干扰肠道中正常菌群的平衡，使其产生的维生素K、维生素B$_6$减少，同时为了分解酸败的油脂又使人体对维生素B$_2$的消耗和代谢增加，出现维生素B$_2$缺乏症；油脂酸败所产生的聚合物或者分解产物被消化道吸收后会慢慢转移至肝脏及其他器官而引起慢性中毒，可使动物脏器受损或者停止生长，有的还有致癌作用。

⑯ 浸出法制取的食用油安全吗？

浸出法制油，1843年起源于法国。当今，在工业发达国家，用浸出工艺生产的油脂，占油脂生产总量的90%以上。1949年以前油脂工业十分落后，采用浸出工艺制油的企业寥寥无几。1949年以后，油脂工业得到相应的发展。尤其是"七五"期间，浸出法制油技术被列入国家重点推广项目后发展迅速。至今，浸出制油工艺已占整个制油业生产能力的80%以上。

浸出法制油选用符合国家相关标准的溶剂，利用油脂与溶剂的互溶性质，经溶剂与处理过的固体油料中的油脂接触，将其萃取（溶解）出来，然后用严格的工艺和设备，脱除油脂中的溶剂，是一种先进、科学的制油方法。它具有粕中残油少、出油率高、加工成本低、生产条件好、粕的质量高、油料资源得以充分利用等优点。

用浸出法制油工艺制取的油脂称为浸出油。浸出油是由浸出毛油经过脱溶、脱胶、脱酸、脱色、脱臭和脱脂（有的还要经过脱蜡）等不同精炼工序处理，并达到国家质量标准和卫生标准的食用油，它与用其他方法制取的食用油一样都是安全的，可以放心食用。

不论是用浸出法还是用压榨法生产出的油脂，在未经精炼之前，都称之为"毛油"（原油）。国家新标准中规定"毛油"是不能直接用于人类食用的，只能作为生产各级成品油的原料油。原料油只有经过精炼加工处理达到各级油品的质量标准后，才能上市销售。

总之，无论是浸出油还是压榨油，只要符合我国食用油的质量标准和卫生标准的，都是优质安全的食用油。

⑰ 毛棉油为什么不能直接食用？

毛棉油是从棉籽中经压榨或浸出取得的油脂。毛棉油一般色深、味重，其游离脂肪酸含量及油品质量受土壤、成熟期、气候及储藏、加工的影响有很大不同。毛棉油经过碱炼色泽大大变浅，精炼后的棉籽油是很好的食用油。

毛棉油中除含有硬脂酸（2%左右）、棕榈酸（22%左右）、油酸（18%～30%）和亚油酸（45%～56%）外，其显著特征是含有0.3%～1%的游离棉酚（色素），由于游离棉酚的存在，毛棉油一般呈很深的颜色，并有不愉快的气味。从棉籽中分离出的棉酚是一种具有毒性的黄色酚类物质，棉酚能抑制肝脏药物代谢活性，从而抑制肝脏解毒功能，因此对肝脏有毒副作用。20世纪50年代我国学者首先发现了粗制棉籽油的避孕作用。20世纪60年代起，在山东、山西、河北、湖南、湖北等地调查发现，食用粗制棉籽油的人群中男子不育症的发病率很高，从而开始了用棉酚生产男性口服避孕药的研究。这种避孕药有严重的副作用，少数人停药后也不能恢复生育功能，成了绝育。由此可见，棉酚对人体的毒害作用是很大的。毛棉油在精炼过程中可去除棉酚，得到精炼棉籽油，精炼后的棉籽油是完全可以放心食用的。但毛棉油中因含有棉酚，对人体健康危害较大，不能直接食用。

⑱ 如何防止食用油变质？

储存油脂要用干燥洁净的容器，充满度要高，避免经常开盖，并置避光和低温处。精炼度高的食用油抗氧化性能较差，储存时宜添加抗氧化剂（特丁基对苯二酚、维生素E、二丁基羟基甲苯、丁基羟基茴香醚和没食子酸丙酯等）和增效剂（柠檬酸或维生素C的脂肪酸酯等）。用氮气或二氧化碳置换容器中的空气，或在容器中放置脱氧剂等抑制食用油或含油食品（含油量超过10%者）氧化劣变的新技术已经兴起，效果很好。

抗氧化剂可以分为合成抗氧化剂和天然抗氧化剂两种。

（1）合成抗氧化剂

在GB 2760—2014《食品安全国家标准　食品添加剂使用标准》中允许使用的常用油脂合成抗氧化剂有丁基羟基茴香醚（BHA）、二丁基羟基甲苯（BHT）、特丁基对苯二酚（TBHQ）、没食子酸丙酯（PG）、抗坏血酸棕榈酸酯等。抗氧化剂丁基羟基茴香醚与二丁基羟基甲苯混合使用时，总量不得超过0.2克/千克；丁基羟基茴香醚、二丁基羟基甲苯和没食子酸丙酯混合使用时，丁基羟基茴香醚，二丁基羟基甲苯总量不得超过0.1克/千克，没食子酸丙酯不得超过0.05克/千克。合成抗氧化剂在国标限量下使用是安全的，目前被广泛应用于油脂及其制品中。

（2）天然抗氧化剂

除油脂中普遍存在的生育酚和个别油脂中存在的阿魏酸、棉酚、芝麻酚和角鲨烯等天然抗氧化剂外，在很多香辛料和中草药如辣椒、胡椒、花椒、丁香、迷迭香、鼠尾草、丹参中可以提取油脂抗氧化剂。目前应用得较多的是迷迭香、茶多酚、生育酚（维生素E）、抗坏血酸（维生素C）及其酯、β-胡萝卜素、芝麻酚等。

（3）增效剂

增效剂是指自身没有抗氧化作用或抗氧化作用很弱，但和抗氧化剂一起使用，可以使抗氧化效能加强的物质。常见的增效剂有磷脂、柠檬酸、氨基酸、磷酸、酒石酸、植酸、乙二胺四乙酸（EDTA）等。

食用油储存条件为"避光、密封、低温、隔水"。装油的桶或者瓶子应该保持洁净，每次使用完以后要拧紧盖子。应该将装有植物油的油桶放在阴暗处，避免光照，最好储存在阴凉的地方。为了减少高温对油脂的影响，其储存的温度在条件允许的情况下以＜25℃为佳，这样可使油品质稳定，延长储存期。置于通风干燥的地方，避免因水分影响而产生不利于油脂储存的游离脂肪酸。打开包装后宜尽快吃完，对多余的食品应加盖或密封保存。已经炸过一次食品的油，应该尽快用掉，因为炸过的油已经被氧化了，能够存放的时间不长。

⑲ 有些食用油在低温下出现冻结现象还能食用吗？

油脂是由脂肪酸和甘油结合形成的甘油三酯。甘油三酯在低温下会产生晶体，液态油转为固体脂，通俗的说法叫结冻。在温度回升或加热后，固体可以慢慢转为液态。这种现象是油脂（包括豆油、花生油、菜籽油等）固有的一种特性，对油脂的化学特性没有影响。

冷冻试验可测量油脂在0℃时的抗结晶的性能。国家标准中对一级油的冷冻试验规定：0℃冷藏5.5小时，油脂外观澄清透明。理论上一级大豆油的冻点在-10℃左右，一级菜籽油的冻点在-15℃左右。

结冻是个过程，在温度较低的情况下就会产生。一般在室温4～10℃时，固体析出量很少，油品仍保持澄清。如果室温低于4℃，加上温差大于13℃和充足的时间（大约48小时），部分油品就会发生雾蒙，直至结冻。

在储藏中还有一种现象可能会发生，即在4℃左右的临界温度下，同一箱油中会出现一瓶冻一瓶清的现象，这是由于温差引起的。食用油在低温下出现结冻现象，是正常的物理形态变化，与原料有关，与品质无关，消费者可放心食用。

⑳ "凝固判断法" 辨别花生油靠谱吗？

低温下不凝固的花生油不一定有问题。因为有室内外温差，虽然天气可能低到4～5℃，但厨房间未必是同样的温度，不凝固很正常。而且，花生油中饱和脂肪酸含量的细微差异也会造成不凝固现象。

即使往花生油里掺入成本较低的棕榈油，也不一定能通过常温状态是否凝固来判断。

像猪油、棕榈油等，本身饱和脂肪酸含量占比较高，常温状态下较容易发生凝固。若往花生油里掺入的比例多，与花生油差异较大时，肉眼可以观察一些差异，而掺入的比例较小或掺入的饱和脂肪酸含量与花生油差异不大时，就看不出差异。

因此，此种方法存在较大的局限性。用于鉴定花生油真伪的专业技术主要有：光谱分析法、色谱分析法、核磁共振法、原子转换质谱法等。

㉑ 食用油反复高温有好处吗？

食用油反复高温会破坏油脂中的维生素，大大降低油脂的营养价值。

油在高温条件下被反复使用，还会使不饱和脂肪酸产生热氧化反应，生成过氧化物，直接妨碍机体对食品脂肪和蛋白质的吸收，降低其营养效用。

反复高温或煎炸时间较长，会产生一些有害健康的物质，如果煎炸温度超过200℃，煎炸时间超过2分钟，就会形成大量杂环胺。杂环胺随油炸食物进入人体，可损伤肝脏，使生长发育迟缓，生育功能减退。

反复高温还会产生大量的自由基、反式脂肪酸等物质，这些物质都有一定的致癌性，特别是油炸食物如果炸焦，产生的致癌物活性更强。

油在高温条件下被反复使用，其某些分解产物在不断的聚合、分解过程中，会产生许多种毒性不尽相同的油脂聚合物，如环状单聚体、二聚体及多聚体，这些物质在人体内达到一定的含量时会导致神经麻痹，甚至危及人的生命。

㉒ 天冷就凝固的食用油一定不是"好油"吗？

食用油在低温下出现凝固现象并不能作为判断油品质量的标准，我们应当正视食用油冬季低温凝固现象。一般情况下，液态的植物油在存放温度低于其凝固温度下，便会出现凝固现象，区别只在于不同的食用油品的凝固点高低不同、同一温度下不同食用油品的凝固程度也不同而已；而且，即使是同一食用油品，因生产批次的不同或温度变化程度的不同，它的凝固程度也可以不同，故食用油在低温下出现凝固现象并不能作为判断食用油品质的标准。如对在低温下凝固的食用油还存在疑虑，可将其送至相关检验机构检测确认。

㉓ 食用油里为什么会出现絮状物？

食用油通常是呈黄色或淡黄色的清透液体，但在高湿情况下会有絮状物析出，主要是磷脂，其天然存在于植物油中。在确保不影响食用油食用安全性和品质的前提下，现在粮油企业会对磷脂进行适当保留，因为食用油中适量保留磷脂有诸多好处。

以花生油为例，在进行适度加工，油脂精炼保留更多磷脂等油脂伴随物的同时，既可以减少风味物质的损失，使花生油特有的气味更加香浓，又可以增加烹调过程中菜和油的乳化稳定性，使菜品更容易挂油，还可以在拌馅过程中促进馅料融合，从而保留更多花生香气。

磷脂还能与油脂中的金属离子络合，从而增强其抗氧化性；并能增强或延长油脂中其他一些抗氧化剂（如维生素E等）的作用效果，提高油脂的氧化稳定性。

只要在正规商超购买的食用油，出现絮状物后并不影响其食用和安全性，只要平时注意避湿保存即可。

㉔ 玉米油储存过程中为什么会变红？

玉米油存放过程中变红其实是一种返色现象，即油经过精炼后颜色会变浅，在储藏、流通过程中颜色又出现逐渐变深的现象。导致返色的因素主要有两个。

（1）γ-生育酚

它是维生素E的其中一种，氧化后会生成生育酚红，该物质是返色物质的前体，可在食用油后续存储等过程中逐渐转化为返色物质。

（2）金属离子

食用油中含有的铁、铜等微量的金属离子，具有一定的催化活性，如果金属离子没有较好地被脱除，则会促进食用油返色。

还有其他一些会引起食用油颜色变化的物质，如：磷脂、脂溶性色素（如类胡萝卜素）等。

㉕ 玉米油变红了还可以吃吗？

这要视具体情况而定，因为不同种类、不同工厂生产的油有所不同，返色情况也就不同，色泽变红的玉米油是否还可以吃，通常使用过氧化值来进行评价。氧化程度高的食用油不建议再食用。由于居家没法测定指标，可以对开盖后的玉米油进行嗅闻，如果有明显的哈喇味，则不建议食用；如果玉米油尚未开封就出现了颜色变深的情况，这属于轻度氧化，可以放心食用。

㉖ 如何避免食用油返色？

食用油返色是行业内常见的现象，也是尚未解决的技术难题之一。不同油种之间颜色差异很大，如：橄榄油为淡绿色、葵花籽油为亮黄色、玉米油和稻米油为橙黄色等。同一种油精炼程度不同，颜色也会有差异。

其实，食用油最终呈现的颜色与多种因素有关，主要取决于油脂中本身含有的叶绿素、类胡萝卜素、植物甾醇和维生素E等微量营养成分以及油脂精炼程度。颜色较浅的食用油出现返色比较容易被观察到，如：玉米油、大豆油等。

虽然食用油返色难以完全避免，但能通过良好的储存环境和方式来延缓。具体需做到以下几点。

①购买时尽量选择距离生产日期比较近的、有保障的大品牌食用油。

②购买后注意将食用油避光保存、避免光照，减缓油脂氧化。

③家中盛放食用油不用金属容器，且油瓶开盖后尽快食用完。

㉗ 食品工业煎炸食物比家庭煎炸食物更安全吗？

煎炸食物是否安全，需要从多方面进行综合考虑，具体如下。

（1）用油类型

食品工业煎炸用油一般是食品专用油脂，具有一系列如饱和度高、热稳定性强等适合煎炸的特性；而家庭煎炸用油一般是常见植物油，其饱和度、烟点等指标是否适合煎炸具有不确定性。相对而言，家庭煎炸用油的安全系数更低。

（2）工艺控制

食品工业专用油脂煎炸时会有配套的优良工艺和严格的技术控制。例如，通过热空气碰撞等工艺即可以减少一定量的煎炸油进入到食品内部，从而能很好地控制其吸油量。而家庭煎炸存在很多不可控因素，比如煎炸过程中的清洁不到位、食材处理不当等，这些均会影响到煎炸油的使用寿命，从而使煎炸安全性降低。

（3）监测手段

对于煎炸终点的判断很重要，食品工业煎炸会通过仪器设备检测煎炸用油的极性指标、酸价等关键指标来进行判断，准确性高；而家庭煎炸主要是凭借经验，经肉眼进行主观判断，而实际上仅凭油的颜色、黏度等来进行判断，准确性不高。

总的来说，食品工业相比于家庭在煎炸食物方面更安全。

㉘ 桐油对人体有什么危害？

桐油，是用油桐籽榨取的，是生产油漆的重要原料。桐油所含的桐酸因带共轭双键而有毒，对胃肠道有强烈的刺激作用，如被人体吸收则会引起胃炎和肾脏等组织的损害。误食桐油后，因进食的数量和人体吸收情况不一，临床上症状也有所不同。急性中毒者出现恶心、呕吐、食欲不振、腹泻等反应，一般2小时后出现全身症状：乏力、下肢水肿并逐渐向上扩展；四肢酸痛、发麻、气短；体温升高；皮肤潮红灼热，可出现紫红色网状斑纹；心、肺、肝等器官也有不同程度的病变出现，最后可导致心力衰竭。亚急性中毒者除了较上述一般症状剧烈外，还有头痛、头晕、肌肉酸痛、呼吸浅促，粪便带血，出现蛋白尿、血尿和管型尿，甚至休克，心脏麻痹及惊厥死亡。

一旦发现中毒，应立即将病人送往医院抢救。症状轻者可给予补充B族维生素及维生素C，积极治疗水肿、防止心力衰竭。对重症者应立即予以催吐、洗胃或导泻，同时给予牛乳、蛋清内服，以保护胃黏膜，并及时输液；有痉挛者，可静脉注射10%葡萄糖酸钙（10毫升），积极进行抗休克以及其他对症治疗。

预防误食桐油造成中毒，已成为食品安全的重要课题之一，其措施有：对收获的油桐籽应妥善保管，防止混入其他油料中。加工生产和供销桐油的部门应严格管理，要用有明显标志的专用油桶（池、槽、罐），禁止用装过桐油的容器装其他食用油。在生产经营以及储存、运输过程中，桐油与食用油一定要严格分开，防止桐油污染其他食用油，以杜绝桐油中毒事件频频发生。

参考文献

[1] 中国粮油学会编著. 粮油食品营养与健康知识百问[M]. 北京：科学普及出版社，2005.

[2] 何东平，王兴国，闫子鹏等. 食用油小百科[M]. 北京：中国轻工业出版社，2012.

[3] 王兴国，金青哲. 食用油精准适度加工理论与实践[M]. 北京：中国轻工业出版社，2016.

[4] 刘玉兰. 现代植物油料油脂加工技术[M]. 郑州：河南科学技术出版社，2015.

[5] 罗质，姜敏杰，何东平等. 菜籽油加工技术[M]. 北京：中国轻工业出版社，2019.

[6] 张四红，张跃进，章景志等. 核桃油加工技术[M]. 北京：中国轻工业出版社，2019.

[7] 郑竟成，何东平，李子松等. 花生油加工技术[M]. 北京：中国轻工业出版社，2019.

[8] 何东平，张效忠. 木本油料加工技术[M]. 北京：中国轻工业出版社，2016.

[9] 王力清. 食用油知多少[M]. 北京：中国标准出版社，2014.

[10] 邝易行. 选对食用油[M]. 北京：生活·读书·新知三联书店，2010.

[11] 赵宝玉. 最新食品安全质量鉴别与国家检验标准全书（第一版）[M]. 北京：中国致公出版社，2002.

[12] 全国人体重要寄生虫病现状调查办公室. 全国人体重要寄生虫病现状调查报告[J]. 中国寄生虫学与寄生虫病杂志，2005，23（5）：332-340.

[13] 王乐. 餐饮业废油脂掺伪可食用油的鉴别检测研究[D]，武汉工业学院. 2008，1-7，14-28.

[14] 朱永义，李静. 泔水油，地沟油生产销售追踪调查分析[J]. 中国食品卫生杂志，2004，16（5）：450-451.

[15] 钟雷，丁悠丹. 表面活性剂及其助剂分析[M]. 杭州：浙江科学技术出版社，1986.

[16] 徐立红，陈加平. 用水毒理学方法评价家用洗涤剂的潜在危害[J]. 中国环境科学，2000，20（5）：396-399.

[17] 范奇元，蒋学之，丁训诚等. 壬基酚对大鼠睾丸抑制素和雄激素结合蛋白的表达的影响[J]. 遵义医学院学报. 2002，25（3）：197-200.

[18] 张莹辉，王艳国，刘松. 合成洗涤剂对猪肝脏的损伤作用[J]. 中国公共卫生，2005，21（3）：346.

[19] 刘艳霞，崔素萍等. 水泥生产中微量元素的行为及环境影响[J]. 水泥，2002，5：5-8.

[20] 王桂华. 餐饮废油脂回用饮食市场的鉴别和危害性研究[D]. 暨南大学，2004. 35-38.

[21] 刘仲奇，胡永芳. 脂质过氧化产物——丙二醛的简便测定[J]. 甘肃中医学院学报，2001，18（3）：13-15.

[22] 刘少娟，王明，陈松青等. 煎炸油重复使用存在的卫生问题及其控制措施[J]. 中国食品卫生杂志，2005，17（6）：544-547.

[23] 李东锐，毕艳兰等. 食用油煎炸过程中的品质变化研究[J]. 中国油脂，2006，31（6）：34-36.

[24] 马现永. 劣质油脂对饲料安全的危害[J]. 中国畜牧兽医报，2006，5.

[25] 杨帆，彭荫来. 餐饮业废油脂的特性分析和综合利用[J]. 上海环境科学，2001.

[26] 马遇涵. 科技为先法制为道化害为利变废为宝[J]. 中国资源综合利用，2000，12：20-24.

[27] 汪习生，丁健. 餐饮废油的前处理及污水治理工艺研究[J]. 西部粮油科技，2002，3：54-56.

[28] 徐中海，柳一鸣，刘劭钢，李永龙. 泔水油的4项理化指标分析[J]. 中国公共卫生，2002，18（5）：613.

[29] 堵晖. 城市餐饮废油脂的管理[J]. 污染防治技术，2003，16（4）：114-115.

[30] 蔡得雷. 用多项生物标志物评价家用洗涤剂对小鼠肝脏解毒系统和抗氧化系统的早期影响[D]. 浙江大学，2003. 24.